UNE

ÉPIDÉMIE DE SCORBUT

OBSERVÉE A L'HOPITAL MILITAIRE D'IVRY

PENDANT LE SIÉGE DE PARIS 1871

EXTRAIT

des Comptes rendus des séances et mémoires de la Société de biologie, année 1871.

Paris. — Imprimerie Cusset et Ce, rue Racine, 26.

UNE
ÉPIDÉMIE DE SCORBUT

OBSERVÉE A L'HOPITAL MILITAIRE D'IVRY
PENDANT LE SIÉGE DE PARIS 1871

Mémoire communiqué à la Société de Biologie

PAR

LE DOCTEUR LEVEN

Chevalier de la Légion d'honneur, etc.

Avec trois planches lithographiées.

PARIS

CHEZ ADRIEN DELAHAYE, LIBRAIRE-ÉDITEUR,

Place de l'École-de-Médecine.

1872

UNE

ÉPIDÉMIE DE SCORBUT

OBSERVÉE A L'HOPITAL MILITAIRE D'IVRY

PENDANT LE SIÉGE DE PARIS 1871.

PRÉFACE.

Durant le siége de Paris, l'administration des hôpitaux militaires nous a chargés de la direction d'un service médical à l'hôpital militaire d'Ivry.

Dans ce service étaient réunis les prisonniers de la Santé, les marins des forts voisins, des militaires, tous affectés de scorbut.

Un certain nombre de marins avaient déjà eu cette maladie dans la guerre de Crimée et dans la guerre de Chine, et surent la reconnaître lorsqu'elle récidiva durant le siége, grâce aux symptômes identiques à ceux qu'ils avaient éprouvés la première fois.

A la même époque nous eûmes l'occasion d'observer, dans les autres services du même hôpital, des scorbutiques en assez grand nombre, et nous pouvons évaluer au chiffre de 100 à 150 celui des scorbutiques qui ont passé sous nos yeux.

Les circonstances étaient on ne peut plus favorables pour étudier cette affection, encore si mal définie, à tous les points de vue.

Dans les premiers jours du mois de janvier, lorsque nous prîmes le service, les malades, mal chauffés et mal nourris, succombèrent

UNE

ÉPIDÉMIE DE SCORBUT

OBSERVÉE A L'HOPITAL MILITAIRE D'IVRY

PENDANT LE SIÉGE DE PARIS 1871

Mémoire communiqué à la Société de Biologie

PAR

LE DOCTEUR LEVEN

Chevalier de la Légion d'honneur, etc.

Avec trois planches lithographiées.

PARIS

CHEZ ADRIEN DELAHAYE, LIBRAIRE-ÉDITEUR,

Place de l'École-de-Médecine.

1872

UNE

ÉPIDÉMIE DE SCORBUT

OBSERVÉE A L'HOPITAL MILITAIRE D'IVRY

PENDANT LE SIÉGE DE PARIS 1871.

PRÉFACE.

Durant le siége de Paris, l'administration des hôpitaux militaires nous a chargés de la direction d'un service médical à l'hôpital militaire d'Ivry.

Dans ce service étaient réunis les prisonniers de la Santé, les marins des forts voisins, des militaires, tous affectés de scorbut.

Un certain nombre de marins avaient déjà eu cette maladie dans la guerre de Crimée et dans la guerre de Chine, et surent la reconnaître lorsqu'elle récidiva durant le siége, grâce aux symptômes identiques à ceux qu'ils avaient éprouvés la première fois.

A la même époque nous eûmes l'occasion d'observer, dans les autres services du même hôpital, des scorbutiques en assez grand nombre, et nous pouvons évaluer au chiffre de 100 à 150 celui des scorbutiques qui ont passé sous nos yeux.

Les circonstances étaient on ne peut plus favorables pour étudier cette affection, encore si mal définie, à tous les points de vue.

Dans les premiers jours du mois de janvier, lorsque nous prîmes le service, les malades, mal chauffés et mal nourris, succombèrent en assez grand nombre, et nous pûmes étudier l'anatomie pathologique microscopique.

Notre aide-major, M. Trembley, élève très-distingué des hôpitaux de Paris, a bien voulu dessiner diverses pièces pathologiques type, et nous avons inséré ces dessins dans notre mémoire.

Il était important aussi, pour comprendre la pathogénie, d'avoir des analyses exactes du sang chez le même malade à la période d'état et à celle de la convalescence de la maladie.

C'est à notre ami le docteur Chalvet que nous devons les analyses chimiques et du sang et des urines.

Ces analyses nous montrent ce qui est en rapport parfait avec la symptomatologie que les hémorrhagies dans le scorbut ne sont pas dues à une altération générale du sang, comme dans l'hémophylie par exemple, que le terme d'état scorbutique pour indiquer des hémorrhagies généralisées est tout à fait impropre.

Dans le scorbut il n'y a pas d'hémorrhagies généralisées, le sang ne s'épanche pas de tous les côtés, mais seulement là où se font de grands mouvements musculaires, au niveau du mollet, vers le jarret, à la partie interne du coude, et ces hémorrhagies sont consécutives à des ruptures vasculaires.

Nous avons également consigné dans ce travail des analyses d'urines du même malade à la période d'état et de convalescence.

Connaissant les modifications du sang et des urines dans le cours de l'affection, nous avions déjà les éléments les plus utiles.

Nous avons complété notre étude par l'emploi du sphygmographe et du thermomètre; et nous avons pu observer jusqu'à la guérison les variations du pouls qui ont une grande importance dans le cas présent, du thermomètre qui nous ont montré une élévation de température coïncidant avec un abaissement notable du chiffre de l'urée, et l'abaissement de température quand le malade guérit avec une augmentation de l'urée jusqu'au chiffre normal.

Nous avons pu observer les effets comparatifs de diverses médications, et il nous semble avoir pu nettement juger qu'aucune médication n'est indispensable pour guérir un scorbutique, ni aucune nourriture spéciale.

C'est en faisant usage de la viande crue finement hachée qu'ils me paraissent s'être rétablis le plus promptement; ils ont guéri à une époque, en février et en mars, où nous n'avions pas d'aliments végétaux a leur donner, et c'est le régime animalisé qui nous a rendu les plus grands services dans le traitement des scorbutiques.

ÉTIOLOGIE DU SCORBUT.

CAUSES.

La température moyenne du corps humain à l'état de santé est de 37°. Cette température peut varier sous l'influence du froid de l'hiver, des chaleurs de l'été.

Les physiologistes ont observé que le passage dans les contrées froides fait abaisser d'un à deux degrés la température du corps. Dans les milieux surchauffés, dans une atmosphère de 60 degrés de chaleur, l'homme peut résister parce que la transpiration entretient la température du corps presque au même degré; la chaleur du corps ne peut ni s'élever ni s'abaisser sensiblement sans qu'immédiatement la vie ne soit en danger.

Ce qui est remarquable, c'est que la température peut encore varier sous l'influence des causes morales, ainsi elle peut s'abaisser par une forte dépression morale, par la frayeur. Martin a observé qu'une frayeur violente avait fait tomber le thermomètre chez un individu à 33°,75 et qu'il était remonté, dans un accès de colère, à 37°,5.

Pour entretenir sa température, l'homme a diverses ressources qui le mettent à l'abri des accidents graves que pourraient entraîner ces variations. La première de toutes est l'alimentation, qui doit varier selon le climat. Les grands froids lui imposent une nourriture abondante : les esquimaux qui vivent continuellement au milieu des glaces se nourrissent de 6 à 8 kilogrammes de viande par jour, mangent de la chair crue, de l'huile. C'est ainsi qu'ils se mettent à l'abri des maladies. On ne connaît parmi eux ni la phthisie ni le scorbut. Dans les pays chauds, la nourriture doit, au contraire, être légère ; une alimentation riche développerait la maladie.

La seconde ressource est dans les vêtements ; ceux-ci doivent faciliter ou empêcher le rayonnement du corps ; ils sont légers dans les pays chauds, épais dans les climats froids. L'habitation de l'homme doit être modifiée également selon le milieu où il vit. Enfin la dernière ressource dont l'homme dispose pour maintenir invariable le foyer de chaleur qu'il possède en lui est l'exercice du corps. Le travail, ainsi que l'ont encore démontré les physiologistes, active la respiration, augmente l'absorption de l'oxygène de l'air, accroît les combustions organiques et élève la température. L'inactivité, le sommeil détermine une diminution de chaleur.

La température de 37°, comme Lavoisier l'a démontré le premier, est le résultat des combinaisons chimiques de l'oxygène de l'air, des éléments carbone hydrogène et azote qui entrent dans la composition des aliments.

Les transformations chimiques des principes azotés et hydrocarbonés, leur évolution ascendante et descendante servent à entretenir les fonctions de la cellule ou de la fibre.

Une fibre musculaire n'est contractile qu'à la condition que les actions chimiques qui lui sont propres s'y produisent toujours uniformément : on en pourrait dire autant d'une fibre nerveuse ou d'une cellule quelconque, mais il ne résulte pas de ce que la propriété vitale de la fibre musculaire est de se contracter pour être confondue avec le fait chimique dont elle est le siége.

Dans chaque élément anatomique on peut observer des phénomènes chimiques ou physiques qui sont indispensables à la manifestation de leur fonction vitale; ce serait faire une étrange confusion que d'assimiler la vie avec la chimie ou la physique (1). La vie est la cause première des compositions et des décompositions chimiques qu'elle produit pour l'entretien des tissus; elle possède la faculté calorifique, elle les domine et elle en reste indépendante comme l'esprit reste indépendant de la matière.

L'organisme ne vit que par les aliments et l'oxygène respiré, il s'use continuellement par le jeu de ses propres fonctions, par le travail. Le travail, le froid lui imposent, ainsi que nous l'avons déjà dit, une nourriture plus riche, plus abondante. Lorsque la réparation ne suffit pas, les forces se perdent, l'individu maigrit, il tombe malade, il devient tuberculeux ou albuminurique, etc.

Lorsqu'il est soumis à une véritable inanition, la graisse disparaît,

(1) Vulpian, *Traité de physiologie.*

le poids du corps diminue peu à peu, la substance charnue disparaît elle-même dans la proportion de 66 p. 100; les globules baissent, l'albumine de 50 p. 100; la quantité d'urée sécrétée diminue aussi.

Dans le scorbut qui est dû à des causes multiples, au froid, à l'humidité, à une alimentation insuffisante, à un travail non en proportion avec l'alimentation, rien de pareil ne se produit; la graisse ne disparaît pas, à moins qu'il ne s'y ajoute une complication telle qu'une diarrhée incoercible; le chiffre de l'albumine du sang augmente, et l'hydropisie est un fait tout à fait exceptionnel. C'est sous l'influence de ces différentes causes réunies que les tissus musculaires qui sont, comme on le sait, avec le tissu nerveux, le théâtre des actions chimiques les plus complètes, s'altèrent si rapidement.

Leur altération est proportionnée à leur travail et à leur besoin de réparation; c'est là ce qui nous explique que le cœur est frappé le premier, puis les muscles du dos, des mollets, etc., etc.

Tout ce qui tend à produire une diminution de température, le froid, l'humidité, et qui exigerait par conséquent une nourriture plus riche, peut être considéré, dans les mauvaises conditions où sont placés les gens qui deviennent scorbutiques, comme une cause de scorbut.

C'est ainsi que l'on comprend que le travail physique qui use les tissus peut être classé au nombre de ces causes.

La plupart des médecins qui se sont occupés de la question du scorbut, constatant que cette maladie ne se développe que chez les marins ou dans les siéges des villes chez les individus astreints à une alimentation uniforme, viandes salées, farineux et totalement dénués de l'alimentation avec des végétaux frais, ont conclu que la seule cause du scorbut est dans la privation des végétaux frais, et ils se fondent sur ce fait que les scorbutiques guérissent dès qu'on peut les alimenter avec des végétaux frais.

Garrod est allé même jusqu'à dire que la lésion du scorbut consiste dans la diminution des sels de potasse dans le sang. Les sels de potasse étant très-abondants dans les végétaux frais et cet élément manquant complétement dans l'alimentation, il conseille de nourrir les scorbutiques avec des pommes de terre qui contiennent beaucoup de sels de potasse. D'autres ont ajouté que des sels de soude font aussi défaut, hypothèse gratuite infirmée par l'expérience. D'abord dans les pays septentrionaux, dans les pays froids et pauvres de la Russie, les populations qui ne se nourrissent que de légumes et de pommes de terre deviennent souvent scorbutiques.

Lind rapporte que dans un voyage de trois mois qu'il fit dans les mers du Nord les marins ne furent nourris qu'avec du bœuf et du porc salé, qu'ils n'eurent pas une seule fois des végétaux frais et que cependant pas un matelot ne devint scorbutique. Dans un autre passage de son livre il raconte que 4,000 marins furent sur le navire le *Salisbury*; que ce navire avait des provisions de végétaux en abondance et que, après six semaines, 400 devinrent scorbutiques.

Cependant l'auteur, dans son livre, déclare que la santé et la vie ne peuvent se conserver sans l'usage de végétaux récents et que l'absence d'aliments végétaux dans l'alimentation est la cause occasionnelle du scorbut.

Reynolds définit le scorbut un vice de nutrition spéciale dans laquelle les végétaux font défaut. La cause du mal est, selon lui, tout entière dans la privation de légumes, de végétaux frais, tout autre genre d'alimentation lui paraissant insuffisant, et il se fonde sur les nombreuses observations faites dans la guerre de Crimée par différents médecins, parmi les soldats français et anglais, de 1854 à 1856, et sur celles faites dans les hôpitaux anglais. Comme conclusion, il admet l'efficacité absolue, pour la guérison des malades, du jus de citron, laquelle serait due aux acides organiques qu'il contient à l'état libre ou aux sels acides.

La guérison, dit-il, n'est possible qu'à la condition de donner aux malades des végétaux ou des fruits, des citrons, des oranges, des choux, de la laitue, des pommes de terre, des oignons, du cresson, du pissenlit, de l'oseille.

M. le docteur Delpech a adopté également les conclusions des médecins militaires au sujet de l'efficacité des végétaux frais. Nous ne prétendons pas que la privation absolue des végétaux ne doive pas entrer en ligne de compte parmi les causes du scorbut, mais les faits rapportés par Lind lui-même montrent qu'il peut naître malgré une alimentation composée de végétaux frais. Des épidémies qui se développent en Russie naissent au milieu d'individus qui se nourrissent de légumes. La privation de végétaux est-elle la cause vraie du scorbut? L'hypothèse de l'absence des sels de potasse est complétement gratuite.

Il est démontré que la viande fraîche en contient une plus grande quantité que le jus de citron (Liebig) et que des individus dans le régime desquels entrait de la viande fraîche devenaient scorbutiques.

Les viandes durcies et salées qui composent habituellement le régime des marins ou des armées assiégées fatiguent rapidement les fonctions digestives, dégoûtent les individus; ajoutons à cela que le peu de variété des aliments qui sont à leur disposition contribue à augmenter leur répulsion, et qu'au bout d'un certain temps leur régime devient insuffisant : n'est-ce pas là une des causes fondamentales de cette inanition spéciale qu'on appelle le scorbut? Reynolds, comme la plupart des médecins qui se sont occupés de cette question, ont dénaturé les faits en assurant que la guérison n'est possible qu'à la condition de donner aux malades des végétaux ou des fruits. Nous avons vu en février et en mars, où les végétaux frais font encore défaut, qu'en nourrissant les malades avec de la viande crue, les scorbutiques guérissaient avec la plus grande rapidité; que ceux qui étaient traités avant notre arrivée à l'hôpital avec du sirop de cochléaria, du citron, ou des médicaments du même ordre ne bénéficiaient pas de cette thérapeutique hypothétique, et que, du reste, vouloir dans ce cas, comme dans tous les autres analogues, déduire l'espèce morbide de la nature des agents qui peuvent servir à la curation (*curatio ostendit naturam morbi*), c'est s'exposer à des erreurs. Nous avons reconnu que des scorbutiques placés dans de bonnes conditions hygiéniques, suffisamment chauffés, convenablement nourris, tendaient tous à guérir, quel que soit le genre de nourriture, pourvu qu'elle soit substantielle. Ce qui empêche et retarde la guérison des scorbutiques, c'est l'état de leurs gencives, de leurs dents. Si on leur donne une alimentation saine et suffisante pourvu qu'elle n'exige pas de mastication, ils se relèvent promptement et reprennent leurs forces.

Les malades que nous avons observés n'étaient pas tous scorbutiques d'emblée; ainsi l'un d'entre eux est nourri durant le siége avec du pain, du riz, de la viande de cheval, du café, du rhum et un verre de vin au repas deux fois par jour; c'est là un régime suffisamment varié; mais il se refroidit, contracte une broncho-pneumonie qui le retient au lit durant trois semaines, et à la fin de cette maladie, lorsqu'il est encore alité, apparaissent les premiers symptômes du scorbut; ainsi le régime alimentaire n'a pas suffi pour développer cette maladie; mais lorsqu'à une nourriture insuffisante est venue s'ajouter une autre cause de dénutrition, telle qu'une broncho-pneumonie, la dégénérescence scorbutique a pu se manifester; nous l'avous guérie avec des soupes et de la viande en quantité suffisante sans médicaments, sans végétaux. Un autre n'a eu le scorbut qu'après une bronchite aiguë qui a duré un mois. Une alimentation ordinaire a encore suffi pour amener la guérison. Chez un troisième malade le scorbut a succédé à une bronchite et à une diarrhée qui ont duré cinq semaines.

Le régime d'un autre, et nous pourrions en citer un très-grand nombre, a consisté en pommes de terre, oignons, lard; il est devenu scorbutique; il n'a eu à l'hôpital comme nourriture que des soupes, des œufs, des viandes crues, et il s'est rétabli promptement.

Les vieillards de Bicêtre qu'on a envoyés dans notre service lorsqu'ils furent frappés par le scorbut, se plaignaient tous également de n'avoir pas été chauffés durant les plus grands froids de l'hiver, d'avoir souffert de la faim. Leur régime se composait de 300 grammes de pain par jour, d'une soupe maigre le matin, d'une tasse de bouillon avec une cuillerée de riz à midi; de riz le soir avec 7 centilitres de vin. Ils se rétablirent tous avec un régime ordinaire.

Que de gens, durant toute la période du siége de Paris, n'ont pas eu de légumes frais ni de végétaux et ne sont pas devenus scorbutiques, parce qu'en dehors des végétaux ils ont pu se composer un régime réparateur.

En résumé, sans nier l'utilité des végétaux dans l'alimentation habituelle, nous n'admettons pas qu'ils soient indispensables, comme les médecins militaires, comme Reynolds et Delpech, ni qu'ils soient indispensables pour guérir les scorbutiques.

Les éléments nutritifs qu'ils contiennent peuvent se retrouver à dose égale dans d'autres aliments; mais si les aliments sont peu variés et se représentent avec une grande uniformité, comme cela arrive d'ordinaire aux soldats dans les villes assiégées, aux marins sur les navires, ils inspirent bientôt du dégoût, et les hommes qui travaillent, qui sont exposés au froid, à l'humidité et auraient besoin d'une nourriture plus riche, n'ont plus la ration suffisante; c'est dans ces conditions de mauvaise alimentation que naît le scorbut.

ANATOMIE PATHOLOGIQUE.

Le cadavre des individus morts du scorbut conserve les traces du purpura, des ecchymoses; si l'on incise la peau là où existent le purpura et les ecchymoses, on trouve le sang épanché dans les bulbes pileux et dans le tissu cellulaire sous-dermique. Vers les bulbes ce n'est qu'un léger pointillé, une petite ecchymose. Dans le tissu cellulaire le sang est en nappe et répandu à la surface des aponévroses.

Ces hémorrhagies paraissent extérieurement avant que la peau ne soit incisée.

A mesure que l'on porte le bistouri plus loin, on trouve au milieu de certains groupes de muscles, principalement au niveau des muscles du mollet, du sang figé, avec les apparences de la gelée de groseille.

Il se compose du mélange des hématies avec les autres éléments du sang. Cette gelée de groseille occupe souvent un très-grand espace; on la rencontre à la partie interne des muscles de la cuisse, vers la partie interne du coude. Ces épanchements dans le scorbut ne se font pas au hasard et ne sont pas le résultat d'une altération générale du sang qui se déverserait indifféremment dans une partie quelconque du système musculaire. Ils se font là où se produisent les grands mouvements musculaires dans la partie du corps où les muscles sont les plus actifs. C'est ce que Czerja avait observé au pénitentiaire de Prague chez les cardeurs de laine et les ouvriers forgerons; il avait vu que c'est au bras que ces épanchements se font de préférence. Si l'on examine les muscles baignés par le sang, on s'aperçoit facilement à l'œil nu que la substance musculaire est plus friable, plus cassante, et qu'elle n'a plus sa coloration rosée propre à la fibre saine. La coloration rose fait place à une coloration jaunâtre.

Lorsque avant la mort l'individu avait eu de l'hydropysie généralisée, la section de la peau laissait écouler une abondante sérosité jaunâtre transparente. La sérosité du péritoine était également jaunâtre et non rosée.

S'il n'y a pas eu hydropisie, il ne s'écoule pas une goutte de sérosité que l'on sectionne la peau ou les muscles.

Il n'y a pas chez les scorbutiques d'œdème proprement dit.

Bien que le cœur subisse toujours la dégénérescence graisseuse, celle-ci n'entraîne jamais d'asystolie.

Ce qu'il faut noter encore, et cela nous paraît fort important, on retrouve sur le cadavre la couche du tissu adipeux sous-cutané que le scorbut ne semble pas diminuer sensiblement. La graisse sous-cutanée ne disparaît pas dans le scorbut à moins qu'une cause de dépérissement spécial ne vienne compliquer la maladie, comme une diarrhée prolongée; alors la graisse disparaît entièrement, la peau se ride; mais dans les cas ordinaires de scorbut, la graisse reste partout où on la rencontre d'ordinaire; elle ne se résorbe pas.

Si le scorbut est une forme d'inanition, c'est une inanition de nature spéciale qui n'atteint pas, comme dans l'inanition physiologique le tissu graisseux tout d'abord.

Quelquefois dans le cours de la maladie il se fait des épanchements articulaires, principalement dans le genou; on trouve la synoviale recouverte d'une synovie épaissie, sanguinolente; cette synovie sanguinolente peut exister en l'absence de tout épanchement durant la vie.

Les cartilages articulaires restent intacts; nous ne les avons trouvés dans aucun cas ni ulcérés ni ramollis.

Dans la substance osseuse, du sang est souvent épanché à la périphérie de la moelle.....

Chez un de nos jeunes malades âgé de 18 ans, la clavicule qui s'était fracturée vers l'âge de 3 mois, s'est fracturée de nouveau spontanément quand il était couché; il avait un scorbut de forme grave avec hydropisie généralisée.

C'est à ces lésions du système osseux, aux épanchements intra-osseux qu'il faut rapporter ces douleurs osseuses dont se plaignent les malades. Nous n'avons rencontré aucun exemple de carie ou de nécrose.

Système musculaire.— Le système musculaire présente des lésions qui ne manquent jamais, et parmi les muscles nous citerons en première ligne le cœur qui fonctionne sans relâche jour et nuit, offre les lésions les plus graves. Celui-ci tient, avec le concours du système nerveux, sous sa dépendance la circulation tout entière, puisque le sang ne circule dans les capillaires qu'en vertu de la force du cœur changée en tension artérielle et influencée indirectement par les nerfs vasculaires. Lorsque cette force diminue dans les cas de dégénérescence graisseuse, le sang n'a plus qu'une circulation ralentie dans les capillaires, et de là les dilatations des capillaires, les échanges rendus plus difficiles avec les tissus, et c'est là aussi probablement une des causes de la dégénérescence graisseuse des viscères.

La cavité du péricarde peut contenir une plus ou moins grande quantité de sérosité; nous n'y avons pas trouvé de sérosité sanguine; la séreuse viscérale peut être épaissie et le tissu cellulaire souscutané contenir une quantité variable de sérosité. Dans des cas d'hydropisie il y a un véritable œdème des parois cardiaques.

Ce qui frappe immédiatement l'attention dans l'examen du cœur, c'est sa mollesse, sa flaccidité, la minceur des parois contrastant avec une dilatation des cavités ventriculaires; il a une hypertrophie apparente, souvent il est réellement atrophié et dans les parois et dans son volume total.

La substance du cœur est cassante, a perdu son élasticité; elle se laisse déchirer facilement; mais nous n'avons pas observé de rupture spontanée.

Les colonnes charnues sont atrophiées comme la substance des parois.

Lorsque l'on fait la coupe des parois on remarque immédiatement un contraste entre la coloration de la substance du tiers interne de la paroi et celle du reste de la paroi.

La substance cardiaque n'a plus sa coloration rougeâtre normale, mais la coloration jaune est surtout marquée dans les deux tiers externes bien plus que dans la portion interne. Les colonnes charnues sont également jaunâtres.

Les valvules du cœur ne présentent ni ulcérations ni indurations; elles conservent leur poli, leur brillant et leur coloration blanchâtre. Assez souvent les valvules aortiques sont comme chiffonnées; elles présentent des plis; elles n'ont plus d'élasticité, ne peuvent plus se tendre, ni servir à obstruer l'orifice aortique; c'est ce que l'on constate directement. Lorsque l'on essaye de verser de l'eau par l'aorte, cette eau s'écoule à travers l'orifice avec la plus grande facilité.

L'altération des qualités physiques des valvules aortiques ne se rencontre de la même manière dans aucune autre maladie et semble se rattacher à la dégénérescence graisseuse du cœur. Elle avait été déjà en partie signalée par Stokes ; cette altération n'est que passagère, et le bruit de souffle de deuxième temps à la base disparaît vers la fin de la maladie. Stokes avait indiqué un bruit de souffle au premier temps à la pointe comme la plus habituelle dans les dégénérescences graisseuses. Nous n'avons trouvé ce bruit que très-exceptionnellement.

Cette forme d'insuffisance aortique ne ressemble en rien par sa symptomatologie à l'insuffisance aortique ordinaire, elle ne s'accompagne ni de symptômes cérébraux ni de palpitations ; elle ne se complique jamais d'asystolie ainsi que nous l'avons déjà dit ; du reste, pour se rendre compte de ces faits, il suffit d'ajouter que les parois cardiaques sont atrophiées et non hypertrophiées. La membrane externe de l'aorte est blanche et n'est pas couverte d'incrustations ni d'ulcérations.

Les oreillettes contiennent des caillots mous qui s'étendent jusqu'aux ventricules, ou bien les ventricules et principalement le gauche peuvent renfermer des caillots blanchâtres, épais, élastiques, imbriqués dans les colonnes charnues du cœur; ces caillots sont fortement adhérents à la surface interne du cœur, et on ne les détache pas sans les déchirer.

Ces caillots, quand ils existent, sont plus ou moins anciens, recouverts de caillots rougeâtres, mollasses plus récents.

Les caillots blancs sont formés de fibrilles entrelacées; ils se répandent à la surface des valvules auriculo-ventriculaires, et peuvent être une des causes de mort dans le scorbut. Ces caillots, qui avaient déjà été observés par Louis, par Rouppe (*De morbis navigationi*), par Andral, par Fauvel (ARCH. DE MÉD., 184.), par Becquerel et Rodier, contredisent l'idée que se font la plupart des médecins du scorbut. Nous trouvons, en effet, dans les auteurs classiques, le scorbut placé à côté de la maladie de Werlhoff, de l'hémophylie, et l'on considère les principaux symptômes de la maladie comme dus à la fluidité du sang, à la diminution de l'albumine, à la diminution de fibrine et à une véritable dissolution des globules.

Ces caillots jurent avec l'hypérinose généralement admise; nous verrons plus tard que l'hypothèse de l'hypérinose était fondée sur des expériences inexactes.

La formation des caillots est d'origine purement mécanique; dans le scorbut le caillot est dû au ralentissement des battements du cœur; pour les mêmes raisons on trouve dans les vaisseaux des caillots. Les vaisseaux nous ont toujours paru intacts. Si on examine la fibre musculaire du cœur au microscope, on trouve des lésions de la fibre à divers degrés. Les éléments granulo-graisseux se déposent tantôt au centre de la fibre, tantôt à la périphérie sur les bords du sarcolemme par groupes plus ou moins étendus. Ce sont tantôt des granulations noirâtres opaques, tantôt des globules graisseux de diamètre variable. Les stries musculaires disparaissent là où sont accumulés ces éléments de nouvelle formation, ou bien il reste comme vestiges des stries, des lignes noirâtres, d'une certaine largeur, assez distancées et qui n'ont plus d'autre analogie avec les stries que leur direction transversale.

Les globules graisseux augmentent de volume, le sarcolemme disparaît, et ils passent dans la fibre voisine dont l'une des parois est également résorbée. Dans certains points des fibres tout entières disparaissent et sont remplacées par des granulations graisseuses.

Après le cœur, l'un des premiers groupes musculaires atteints de la dégénérescence graisseuse est le groupe des muscles sacro-lombaires. La plupart des malades, dès le début, se plaignent de douleurs poignantes dans les masses sacro-lombaires, ou bien sans ressentir de douleur sont incapables de s'asseoir dans leur lit. Chez l'un de nos malades mort de scorbut, nous avons pu examiner les muscles sacro-lombaires; les fibres avaient complétement perdu leurs stries, le sarcolemme dans un grand nombre avait même disparu; il ne restait que des lignes longitudinales très-espacées, remplies dans leur intervalle de granulations et de globules graisseux.

C'est dans les muscles du mollet que l'on trouve ensuite la dégénérescence la plus avancée. C'est là aussi que se rencontrent le plus souvent les épanchements sanguins lorsque le scorbut survient chez des soldats ou des marins qui se tiennent debout la plus grande partie de la journée.

Les épanchements sanguins se produisent par rupture des capillaires dilatés dans les muscles qui sont le siége de contractions répétées.

Après les muscles du mollet, il faut placer ceux de la cuisse moins dégradés. Nous avons constaté des éléments granulo-graisseux dans les muscles intercostaux également.

Les muscles droits de l'abdomen ne présentent aucune lésion. La dégradation du muscle est proportionnée à son activité; la lésion paraît augmenter à mesure que la maladie se développe; le cœur est atteint dès le commencement, et l'on peut observer des cas où les mouvements des membres inférieurs sont complétement impossibles. Si on ne portait une attention suffisante on pouvait croire qu'il s'agissait d'un paraplégique par lésion de la moelle; ce n'était là qu'une paraplégie musculaire.

Cavité thoracique. — Nous n'avons trouvé de sérosité épanchée dans la cavité thoracique que dans le cas d'hydropisie généralisée.

La sérosité était jaunâtre, claire, transparente et accumulée en assez grande quantité.

Dans un autre cas nous avons rencontré une pleurésie sèche avec des fausses membranes épaisses superposées, rougeâtres, imprégnées de sang. Ces fausses membranes adhéraient à la fois au poumon et aux côtes. En les détachant on retrouvait le poumon parfaitement sain et les parois thoraciques intactes. Les poumons étaient généralement sains, mais imprégnés à leur surface et dans leur profondeur de taches pigmentaires. La congestion à la base n'était pas rare; mais nous n'avons pas observé de tubercules dans les poumons des scorbutiques, et c'est là un fait intéressant sur lequel nous insistons. Dans la période du siége un grand nombre d'individus mal nourris et exposés aux intempéries de la saison sont devenus tuberculeux : ceux qui deviennent scorbutiques ne sont pas tuberculeux. Nous ne parlons que d'après notre expérience personnelle.

La fatigue, la mauvaise nourriture déterminent tantôt la fièvre typhoïde, tantôt la phthisie pulmonaire, tantôt le scorbut ou bien encore la maladie de Bright, etc.

Organes digestifs et glandes annexes. — Ce sont les gencives qui sont surtout affectées dans le scorbut; quelquefois elles sont atteintes dès le commencement, mais le plus ordinairement l'altération des gencives n'est que postérieure à celle du cœur et des membres inférieures. La lésion gingivale n'est qu'une dégénérescence graisseuse; au microscope on constate une multiplication de l'élément épithélial avec une production énorme de globules jaunâtres purement graisseux. A l'œil nu on constate que les gencives se boursouflent, se ramollissent, s'ulcèrent; consécutivement il se développe vers le collet de la dent des fongosités plus ou moins volumineuses.

Nous décrirons les altérations des gencives dans le chapitre de la symptomatologie, auquel nous renvoyons le lecteur.

La muqueuse de l'estomac est souvent rouge par suite de la dilatation des capillaires pleins de sang. Les autres membranes, couvertes de petites ecchymoses, ne nous ont présenté rien d'anormal.

Les glandes stomachales sont saines.

La muqueuse de l'intestin grêle du gros intestin est également rouge. Les capillaires y sont dilatés. Nous avons constaté cette dilatation dans un cas de mort par diarrhée incoercible; nous avons trouvé également chez le même individu quelques ulcérations très-superficielles dans le gros intestin; ces ulcérations sont irrégulières et se distinguent facilement des ulcérations tuberculeuses.

Dans un cas de mort par coagulation sanguine dans le cœur, la muqueuse de l'estomac et de l'intestin était blanchâtre et décolorée. Les autres membranes de l'intestin n'étaient pas modifiées.

On rencontre aussi, dans les cas de rubéfaction de la muqueuse intestinale, de petites ecchymoses à la surface de la muqueuse; les glandes de l'intestin, celles de Brunner, les plaques de Peyer, examinées à l'œil nu et au microscope, ne présentaient aucune altération.

Les glandes mésentériques ont leur volume normal.

Ce qui est le plus fréquent, c'est la décoloration des muqueuses de l'estomac et de l'intestin. Le tube digestif échappe à toute lésion de nature grave. Aussi, chez les scorbutiques, l'appétit est conservé, les digestions sont faciles, et le symptôme le plus ordinaire est la constipation.

Le foie est toujours gras ; il arrive à des degrés de dégénérescence variables; nous l'avons trouvé complétement jaune dans un cas, comme dans la phthisie pulmonaire la plus avancée. La capsule est épaissie, présente des lignes blanchâtres, opaques, qui divisent la surface en plusieurs grands îlots. La substance du foie est ordinairement ramollie, et l'on ne peut détacher la capsule sans enlever la substance hépatique.

L'organe est en général hypertrophié dans le sens du diamètre antéro-postérieur. Il peut l'être selon le diamètre longitudinal.

Si l'on fait une section du foie, on voit alterner des îlots de substance jaune avec la substance rouge. La substance jaune prédomine; par la pression du foie on ne fait sortir que très-peu de sang.

L'examen microscopique montre que les cellules arrondies sont remplies de globules graisseux.

L'état graisseux entraîne la gêne de la circulation de la veine porte et de la sécrétion biliaire. De là les hyperémies de la muqueuse gastro-intestinale et la diarrhée qui arrive à la fin de la maladie.

L'état graisseux du foie qui se rencontre dans les maladies consomptives, dans l'alcoolisme, dans la tuberculose, ne s'accompagne pas d'ordinaire d'une hypertrophie de la rate.

Dans le scorbut, au contraire, la rate est presque toujours doublée ou triplée; une seule fois elle pesait 10 grammes; elle avait subi une atrophie considérable, elle adhérait au diaphragme. La capsule est épaissie habituellement, parsemée de lignes blanchâtres, et la substance est complétement diffluente.

Le rein est dégénéré à des degrés variables comme le foie.

Dans une de nos autopsies il était tout à fait jaune comme de la cire fraîche. Son volume s'éloigne peu de la normale. La capsule se détache facilement; à la surface du rein, séparé de sa capsule, se dessinent des arborisations multiples qui englobent des portions complétement jaunes.

L'écorce du rein est jaune et envoie entre les pyramides de Malpighi des prolongements jaunâtres. Les pyramides de Malpighi se dessinent par des lignes rougeâtres correspondant aux vaisseaux dilatés.

Les tubes rénaux ont conservé leur volume, sont parsemés d'épithéliums graisseux remplis de granulations graisseuses. Les glomérules ont également un épithélium graisseux.

De distance en distance on observe dans la substance du rein de petits foyers hémorrhagiques.

Dans aucun cas nous n'avons observé de lésions du système nerveux central.

ANALYSE DU SANG.

C'est à notre savant ami le docteur Chalvet que nous devons les analyses du sang; c'est à lui que nous devons la plupart des détails contenus dans ce chapitre relatifs aux faits chimiques.

Les opinions des auteurs sur les altérations du sang dans le scorbut se divisent en deux groupes bien distincts.

Rochoux considère les désordres du scorbut comme le fait d'une altération profonde dans la composition chimique du sang.

Le sang, dit-il, est fluide et se prend difficilement en caillot, et la formation du caillot ferme et de la couenne dans quelques cas exceptionnels n'est due qu'à la coïncidence de prétendues complications inflammatoires.

Pour Broussais, le sang est à la fois épaissi et dissous par un principe âcre et alcalin, modifiant surtout la fibrine et la gélatine.

Ce sont là des déductions purement théoriques, qui ne doivent être rappelées que comme documents historiques.

Dans les analyses faites il y a également des contradictions. Andral (1) a affirmé que la diminution de fibrine est la lésion caractéristique du scorbut et la cause des hémorrhagies.

Voici les chiffres donnés par Andral :

Fibrine	1,6
Globules.	119,0
Matières solides du sérum.	86,0
Eau.	793,4

Becquerel et Rodier (1845), dans leur relation analytique du scorbut de la Salpêtrière, trouvent une augmentation sensible de la fibrine et une élévation notable du chiffre des globules qui a pu atteindre 176,21.

Après ces résultats contradictoires, Andral et Gavarret ont repris la question et ont donné le tableau suivant, qui nous paraît plus conforme à la vérité:

Fibrine..	4,420
Globules..	44,400
Matières solides du sérum.	76,554
Eau.	874,826

Niemeyer s'exprime ainsi (2) :

On a prétendu que dans le scorbut la fibrine est diminuée ou qu'elle a perdu sa plasticité; d'autres ont prétendu que les sels de

(1) *Essais d'hématologie pathologique.*

(2) *Pathol. interne*, t. II, p. 842.

soude ont subi une augmentation et les sels de potasse une diminution ; mais aucune de ces hypothèses n'est confirmée par l'analyse chimique.

La pathogénie de la maladie se ressent de ces opinions si diverses. Pour les uns, elle est tout entière sous la dépendance de la fluidité du sang par diminution de la fibrine.

Pour Niemeyer et ceux qui n'attribuent pas aux lésions du sang une importance réelle, la plupart des symptômes, et surtout les hémorrhagies, sont dus à un état pathologique des parois des capillaires.

En présence de ces contradictions, il a fallu reprendre la question au point de vue histo-chimique.

Le microscope ne nous a rien appris de particulier. Nous n'avons pas constaté, comme Laboulbène, une augmentation insolite de globules blancs (1).

Nos observations physiques concordent avec celles de Hayem, qui n'a trouvé aucune altération microscopique appréciable du sang pendant la vie (2).

L'analyse chimique donne au contraire des résultats d'un grand intérêt,

Quand on fait une saignée de 30 à 40 grammes de sang divisés en deux échantillons pour les besoins de l'étude, on constate que le sang coule facilement en nappes, qu'il est séreux. Cette fluidité, au moment de la phlébotomie, est surtout manifeste quand on fait couler le sang en bavant sur la peau de l'avant-bras, lieu d'élection pour les soustractions de sang destinées à l'analyse.

Cette fluidité ne favorise nullement l'hémorrhagie. Il ne coule plus dès qu'on cesse la compression, et jamais la saignée ne repart comme dans certains cas de variole hémorrhagique et de l'ictère grave.

Nous avons à plusieurs reprises fait appliquer des ventouses, et le sang s'est arrêté comme dans les cas ordinaires.

La fluidité ne peut rien faire préjuger sur le chiffre de la fibrine et la rétractilité du caillot. En effet, quelques minutes après la saignée, le sang s'est pris en caillot très-serré.

---

(1) Académie des sciences, 1871.

(2) Société de biologie, 1871.

Ce phénomène est si accentué qu'avec peu de sang on retire beaucoup de sérum, plus de la moitié du poids total de la saignée.

Ce sérum est parfaitement limpide, tandis que le caillot, petit et rétracté, forme une sorte de sphère noyée au fond de la sérosité.

Cette première constatation *de visu*, dureté et petitesse du caillot, devait indiquer déjà la diminution du chiffre des globules et la persistance dans le plasma d'une quantité notable de plasmine concrescible ou fibrine.

Comme dans ce genre d'étude, les faits seuls ont toute autorité, indiquons d'abord le résumé d'une première analyse du sang du malade de l'observation VI. Le malade était à la période la plus grave du scorbut; il ne pouvait ni s'asseoir dans son lit ni remuer les jambes, et sa physionomie exprimait l'état cachectique.

Nous placerons en regard les chiffres du sang d'une femme robuste, enceinte de sept mois; ces chiffres représentent à peu près l'état normal.

	Première saignée scorbutique.		Femme enceinte de sept mois.
Eau.	848,492	. . . .	779,225
Matières solides.	151,508	. . . .	220,475
Caillot sec.	140,194	. . . .	209,000
Albumine.	72,304	. . . .	68,719
Globules.	63,548	. . . .	138,121
Fibrine.	4,342	. . . .	2,162
Matières extractives.	11,314	. . . .	9,313
Matières entraînées successivement		. . . .	8,013
par l'alcool absolu.	10,312		
— l'éther.	1,002	. . . .	1,300
Cendres du caillot.	3,000	. . . .	5,691
Peroxyde de fer des globules. . . .	1,060	. . . .	2,259
Potassium des globules.	0,329	. . . .	0,625

La fibrine chez la femme enceinte est ici au-dessous de la moyenne généralement représentée par 2,50. Le fait est exceptionnel, surtout à cause de l'état de gestation, condition favorable à l'hyperinose.

Le docteur Chalvet a plusieurs fois constaté cette infraction à la règle générale et croit pouvoir rattacher cette particularité à l'excès des principes minéraux qui existent dans le sérum.

En étudiant les chiffres de ce tableau on observe une augmentation absolue de la fibrine, une diminution absolue des globules rouges et une augmentation relative de l'albumine, dernier fait extrêmement remarquable qui ne permet pas de confondre cette dyscrasie avec les anémies ordinaires où tous les principes organiques du sang sont plus ou moins proportionnellement diminués.

L'augmentation de la fibrine n'est pas contestable, elle est démontrée par le dosage direct qui ne laisse pas de place à l'erreur. Du reste l'hyperinose a été affirmée par tous les auteurs compétents.

Lind déclare avoir fait beaucoup de saignées chez les malades atteints de scorbut et avoir trouvé, même à la dernière période, le caillot ferme et compacte, souvent couvert de ce tissu blanchâtre qu'on appelle la couenne du sang.

Cette question incidemment traitée dans le *System of medicin* de Reynolds est résolue dans le sens de l'hyperinose. « Les épanchements qui occupent une place si importante dans la terminaison fatale du scorbut sont essentiellement constitués par de la fibrine plus ou moins colorée, par des globules de sang... On a donné à ces sortes de dépôts le nom de *formations scorbutiques.* »

M. Andral lui-même est revenu de sa première affirmation et a reconnu comme Bosk, Stœber, Prus, Becquerel et Rodier (1847), Fauvel, Chalin et Bouvier (1848), que l'augmentation du chiffre de la fibrine coïncide avec un caillot très-ferme, nageant dans un sérum limpide.

D'après ces témoignages conformes aux analyses de Chalvet, il paraît actuellement acquis à la science que la fibrine, loin d'être diminuée, est augmentée dans la période d'état du scorbut.

Le dosage des globules présente des difficultés telles que les auteurs n'ont donné jusqu'ici que des chiffres approximatifs, soit qu'on ait dosé ces éléments à l'état sec, soit qu'on les ait pesés à l'état humide.

Chalvet a commencé par déterminer le poids des globules secs, suivant la méthode ordinaire qui consiste à porter à leur avoir les matériaux coagulables après défalcation de la fibrine et de l'albumine.

Le grave reproche que mérite ce procédé est d'attribuer au sérum toute l'eau du caillot, ce qui n'est pas exact.

Cependant, comme les autres méthodes d'analyse sont encore plus infidèles, il a eu recours à celle-ci; mais il a eu soin de lui donner une valeur scientifique incontestable, en prenant directement le peroxyde de fer et indirectement le potassium qui font partie constituante des globules rouges.

Un coup d'œil jeté sur la fin du tableau ne permet pas de mettre en doute le fait de l'hypoglobulie, attendu que l'on y voit les principes minéraux des hématies représentés par des chiffres qui ont subi des diminutions proportionnelles.

Le même examen du tableau indique une élévation relative du chiffre de l'albumine.

On verra dans le tableau de l'analyse comparée du sérum qu'un même poids du plasma scorbutique contient un peu moins d'albumine que le sérum normal analysé parallèlement.

Cette différence est due au fait presque caractéristique du sang des scorbutiques, que pour un poids déterminé du sang des malades, il y a beaucoup de sérum et peu de globules.

On comprend pourquoi 1,000 grammes de sang scorbutique renferment plus d'albumine que 1,000 grammes de sang normal, bien que 1,000 grammes de sérum scorbutique soient un peu moins riches en albumine que 1,000 grammes de sang physiologique.

On est tenté de chercher des rapports entre l'absence habituelle de l'albuminurie chez les scorbutiques, la rareté des infiltrations hydropiques et la conservation du chiffre élevé de l'albumine du sang.

Chalvet a analysé également la sérosité extraite des membres inférieurs par de simples ponctions dans un cas d'hydropisie généralisée, en ayant soin de ne prendre qu'un liquide limpide et transparent, sans mélange de globules sanguins.

La sérosité prend quelquefois, sous l'influence prolongée de la lumière, une coloration rouge sombre, particularité qu'on rencontre dans la sérosité du scorbutique et non dans celle de la maladie de Bright, et des affections du cœur.

Chalvet se demande si la présence dans cette sérosité de la globuline et de la plasmine sous diverses formes ne pourrait expliquer le changement de couleur.

De nouvelles recherches sont nécessaires pour la solution de ce dernier problème.

Après l'analyse du sang complet, il a étudié parallèlement le sérum scorbutique et le sérum normal.

	Sérum scorbutique.		Sérum de la femme enceinte
Eau.	906	. . . . . .	889
Matières solides.	94	. . . . . .	111
Albumine et plasmine. . .	76,75	. . . . . .	79,25
Matières albuminoïdes non coagulables.	3,75	. . . . . .	2,50
Matières dites extractives.	6,00	. . . . . .	11,25
Matières minérales.	7,50	. . . . . .	18,00

A première vue, ce tableau semble en contradiction avec les résultats consignés dans le premier.

On peut se demander comment des matières extractives en excès pour le sang normal du premier tableau (11,314, 9,313) sont représentées dans l'analyse du sérum par un chiffre inférieur (6,00, 11,25).

Rien ne nous semble plus facile à expliquer. Nous avons vu que la fibrine du sang scorbutique retenait dans ses mailles une grande quantité de granulations amorphes. Ces granulations ont été dissoutes par l'alcool dans l'analyse du sang complet; le sérum au contraire se trouvant dépouillé de ces granulations, doit fournir moins d'extrait alcoolique ou matières extractives.

Quant au sang de la femme enceinte qui a servi d'étalon pour les analyses, on comprend que le chiffre s'élève de 9,315 à 11,25, attendu que dans la seconde analyse on opérait sur une plus grande quantité de sérum et que le sérum tenait en dissolution les matières solubles dans l'alcool et l'éther.

La particularité la plus remarquable du dernier tableau est relative à la diminution des matières minérales représentées par 7,50.

Il est vrai que le chiffre correspondant du sang normal représenté par 18 est bien au-dessus du maximum physiologique, à cause de l'état de gestation du sujet qui a fourni le sérum. Il n'en reste pas moins établi que ses principes sont en baisse, car le chiffre normal varie entre 11 et 12 grammes par 1,000.

Chalvet fait remarquer comme corollaire de cette dernière constatation que les principes minéraux sont en baisse aussi dans les muscles. Deux analyses soigneusement conduites lui permettent d'affirmer que les muscles des scorbutiques sont considérablement déminéralisés, pauvres en principes extractifs, déchets du travail musculaire, et que la musculine n'a pas sensiblement changé de proportions.

Plaçons maintenant en regard de l'analyse du sang l'analyse de l'urine faite par le même chimiste.

Ce sont les urines du même malade qui ont servi pour l'analyse, et elles ont été prises le même jour que le sang.

Urines à la période d'état du malade (obs. VI).

Eau		950,50
Matières solides		49,50
Matières solubles dans l'alcool absolu	urée	9,60
	matières extractives	12,60
Matières albuminoïdes ou colloïdes		7,50
Matières minérales		19,50

Ce tableau nous fait voir que les urines sont peu riches en urée, qu'elles contiennent beaucoup de matières *albuminoïdes et de principes minéraux.*

On peut conclure que dans le scorbut la machine organique se déminéralise, qu'elle se désagrége particulièrement bien plus qu'elle ne brûle : de là l'absence de fièvre proprement dite dans le scorbut.

Les altérations caractéristiques du sang des scorbutiques sont l'hyperinose, l'hypoglobulie et la déminéralisation, mais elles ne sont que passagères quand elles n'ont pas dépassé une certaine limite.

Pour le démontrer il suffit d'indiquer l'analyse du sang du même scorbutique faite trois semaines après la première, au moment où, par l'effet d'une bonne alimentation, il arrivait à la convalescence.

Période de convalescence.

	Deuxième saignée, 30 mars 171	Première saignée, période d'état de convalescence.
Eau	796,338	848,492
Matières solides	203,663	151,508
Caillot sec	(169,568)	140,194
Albumine	72,042	72,304
Globules	122,176	63,548
Fibrine	2,350	4,342
Matières extractives	7,094	11,314
Matières entraînées par l'alcool absolu	5,815	10,312
Matières entraînées par l'éther	1,279	1,002
Cendres du caillot	6,455	3,000
Peroxyde de fer des globules	1,686	1,060
Potassium des globules	0,783	0,329

L'inspection de ce tableau permet de constater la régénération rapide des globules rouges dans le scorbut.

On doit remarquer les chiffres des cendres du caillot, du peroxyde de fer et du potassium des globules.

Si l'on compare ces chiffres avec les chiffres correspondants de l'état normal, on voit que les globules rouges sont loin d'avoir la même minéralisation pour un même poids de ces corpuscules. Le potassium ou plutôt le phosphate de potasse et le chlorure de potassium sont en excès, et de beaucoup, sur le fer dans la composition des globules de cette seconde analyse du malade convalescent.

Le sérum a peu changé ; il suffira d'indiquer les résultats de l'analyse pour pouvoir commenter les chiffres.

Sérum.

	Convalescent. Deuxième saignée.		Période d'état. Première saignée.
Eau.	902	. . . . . .	906
Matières solides.	98	. . . . . .	94
Albumine et plasmine. . .	8,16	. . . . . .	76,75
Matières albuminoïdes non coagulables.	3,2	. . . . . .	3,75
Matières extractives. . . .	6,2	. . . . . .	6,00
Matières minérales.	8,0	. . . . . .	7,50

Enfin, pour compléter le travail, prenons encore les chiffres de l'analyse des urines chez le même malade faite à l'époque de la seconde saignée.

Urines.

	Convalescent.		Période d'état.
Eau.	937	. . . . . .	950
Matières solides.	63	. . . . . .	49,50
Matières solubles dans l'alcool . . .	42		
Urée. . . . . , ...	16,80	. . . . . .	9,60
Matières extractives.	25,20	. . . . . .	12,90
Matières albuminoïdes ou calloïdes.	11	. . . . . .	7,50
Matières minérales.	10	. . . . . .	19,50

SYMPTOMATOLOGIE.

Ce n'est, en général, qu'après deux mois en moyenne d'une alimentation insuffisante et de mauvaises conditions hygiéniques que la maladie s'est développée chez la plupart de ceux que nous avons observés.

On peut distinguer deux périodes dans l'évolution des symptômes :

La première se rapporte à la dégénérescence des tissus et la deuxième à leur régénération.

Les premiers signes de l'invasion sont la fièvre, la faiblesse et la douleur dans les reins, dans les membres inférieurs, dans les diverses articulations dans les os. La fièvre paraît, dès le début, pendant quatre ou cinq jours ou quelquefois une quinzaine, ce qui est exceptionnel. Elle n'a jamais eu, dans aucune de nos observations, de caractère grave. C'est toujours sous la forme intermittente qu'elle se présente. Elle commence le soir, dure la nuit, se compose de trois stades de la fièvre intermittente et disparaît au matin. Très-souvent, si elle n'a pas paru comme symptôme du début, elle se montre dans le cours de l'affection ou vers la fin. Nous l'avons toujours vue céder facilement à une petite dose de sulfate de quinine.

Symptômes. — Un des symptômes habituels du début, ce sont les douleurs et la faiblesse des reins. Les malades se plaignent de douleurs vives dans les muscles sacro-lombaires, à la partie inférieure; elles sont limitées à cette région, et nous n'avons vu que dans un seul cas leur irradiation en ceinture; les douleurs semblent siéger dans les muscles eux-mêmes. Ce n'est pas toujours de douleurs que se plaignent les malades; celles-ci peuvent complétement faire défaut. Ils accusent de la faiblesse dans les reins, et cette faiblesse peut être telle que non-seulement ils ne peuvent pas se tenir debout, mais même s'asseoir dans leur lit. Cette impuissance se manifeste d'ordinaire dans un moment plus avancé de l'affection, et ne manque jamais dans les formes graves.

La douleur et la faiblesse des reins n'existent pas dans tous les cas; mais le symptôme qui se présente toujours au début, c'est la faiblesse dans les genoux, dans les jambes. Le patient se plaint de ne plus pouvoir se tenir debout, empêché soit par la faiblesse musculaire, soit par les douleurs qu'il ressent dans les muscles ou dans les articulations des membres inférieurs.

Les douleurs articulaires peuvent se généraliser et être ressenties aussi bien dans les articulations des membres supérieurs, à l'épaule, au coude, au poignet, dans les articulations des phalanges que dans celles du genou ou des pieds.

Ces douleurs, au début, peuvent en imposer pour des douleurs rhumatismales; elles ne s'accompagnent ni de rougeur ni de gonflement des articulations. Dans le cours de l'affection, on trouve quelquefois des épanchements articulaires du genou.

Elles peuvent être si violentes qu'elles arrachent des cris au malade; c'est ce que nous avons observé dans un cas.

Ces douleurs ne restent pas bornées aux articulations; elles se propagent dans la continuité des os, et surtout dans le système musculaire.

Les masses musculaires des membres inférieurs le plus souvent, des membres supérieurs plus rarement, sont douloureuses au palper et à la pression; ces douleurs s'exagèrent dans tout effort de contraction musculaire.

Lorsqu'il reste au repos absolu dans la position horizontale, le scorbutique ne souffre pas.

La seule espèce d'hémorrhagie du début chez nos malades a été l'hémorrhagie nasale. Cette hémorrhagie se produisait deux ou trois fois par jour durant quatre ou cinq jours. puis elle disparaissait; le plus ordinairement il n'y a pas eu d'épistaxis, et dans la grande épidémie que nous avons pu suivre, nous n'avons jamais rencontré d'hémorrhagie d'une autre espèce, ayant un caractère de gravité, et je pourrais dire, me fondant sur mon expérience personnelle, que les hémorrhagies primitives n'existent pas dans le scorbut.

Lorsque la maladie est arrivée à son plein développement, elle se caractérise par une trilogie symptomatologique :

1° Les taches hémorrhagiques;

2° Les phénomènes cardiaques;

3° Le ramollissement des gencives.

1° *Taches hémorrhagiques.* — Les taches hémorrhagiques sont de deux espèces, ou bien du purpura, ou bien des ecchymoses.

Le purpura occupe toujours les follicules pileux. Le purpura a une coloration qui varie depuis son apparition jusqu'à sa disparition.

D'abord rouge, son éclat va en diminuant, et vers la période de guérison, la coloration rouge est souvent remplacée par une coloration noirâtre, qui disparaît complétement vers la fin de la maladie.

Ce purpura, le plus ordinairement, n'occupe que les membres inférieurs et ce n'est qu'exceptionnellement qu'il y est confluent. La quantité en est très-variable; tantôt très-peu de taches limitées aux jambes; tantôt on les rencontre à la fois sur la peau de la cuisse et la peau de la jambe; aux bras il est beaucoup plus rare, et, quand il s'y trouve, c'est généralement à l'avant-bras. Nous n'en avons trouvé aucune trace ni sur l'abdomen, ni sur le thorax, ni sur la peau du visage.

Le purpura peut être le seul symptôme hémorrhagique du scorbut, mais bien souvent il s'accompagne d'infiltration sanguine, de larges ecchymoses.

Ces ecchymoses peuvent être étendues à une partie de la cuisse et de la jambe; on peut les rencontrer au niveau du bras : d'une coloration foncée, blanchâtre, noirâtre, elle passe par les diverses teintes des épanchements sanguins qui tendent à la résorption.

Le purpura et les ecchymoses sont les deux formes d'hémorrhagies sous-cutanées perceptibles à l'œil; mais les épanchements ne se font pas seulement dans la peau, dans le tissu cellulaire sous-cutané, il s'en fait également dans les muscles qui ne peuvent être perçus que par le palper. Ces épanchements sanguins dans le muscle augmentent le volume du membre, durcissent les parties molles, tendent la peau, et au toucher on constate une dureté générale qui est toujours accompagnée de douleurs. Cette induration peut se rencontrer dans la cuisse, dans le mollet, dans le bras; elle empêche toute espèce de mouvement, et c'est un des symptômes qui tourmentent le plus le scorbutique. A mesure qu'il marche vers la guérison, cette induration diminue, la souplesse revient dans les parties molles; très-souvent il reste une contracture de la jambe de la cuisse; le malade ne peut l'étendre, et ce n'est qu'à l'aide de frictions et d'exercices musculaires que la jambe récupère la liberté des mouvements.

Les ecchymoses ne se produisent pas dans une partie quelconque du membre, mais toujours au niveau de la flexion, c'est-à-dire dans le creux poplité, à la partie interne des cuisses, à la partie interne du coude. On trouve également des hémorrhagies musculaires dans les parties correspondantes. Il ne se fait d'ecchymoses ni sur la peau de l'abdomen ni sur la peau du thorax, mais il s'en forme d'ordinaire dans les bubons ulcérés, dans les cicatrices anciennes, partout où la peau est amincie.

2° *Les phénomènes cardiaques.* — Les phénomènes cardiaques paraissent dès le début. Le malade se plaint de douleurs au niveau de la région du cœur. Ces douleurs s'irradient quelquefois autour du thorax ; d'autres fois, ce sont les cas exceptionnels, il se plaint de palpitations. Le plus ordinairement il accuse une faiblesse qui l'empêche de se tenir debout; l'impossibilité de la station n'est pas due toujours à la faiblesse des jambes, mais aux menaces de syncopes auxquelles il peut être en butte.

La difficulté respiratoire sur laquelle Lind et les auteurs anciens ont tellement insisté est l'un des symptômes caractéristiques de l'affection. Elle n'est due à aucune altération pulmonaire; elle a sa raison tout entière dans la dégénérescence cardiaque.

Lorsqu'on applique la main sur la région cardiaque, il est impossible de sentir l'impulsion du cœur.

Lorsqu'on applique le sthétoscope, on constate une faiblesse excessive des bruits cardiaques; souvent il est difficile de distinguer les deux bruits, et l'obscurité est aussi grande à la base qu'à la pointe.

Le nombre des battements est toujours exagéré; c'est exceptionnellement qu'il est de 60 par minute; la moyenne des battements est de 90. On trouve de 110 jusqu'à 120 pulsations.

Dans un assez grand nombre de cas ce sont les seuls phénomènes que présente l'auscultation du cœur; mais bien souvent on perçoit un bruit de souffle au deuxième temps à la base (l'insuffisance aortique). Ce bruit de souffle ne paraît que quand la maladie est en pleine évolution et disparaît quand le malade marche vers la guérison.

Du reste, les tracés sphygmographiques montrent bien les variations cardiaques au fur et à mesure de la guérison. Ce bruit de souffle au deuxième temps est dû, ainsi que nous l'ont montré les autopsies, à ce que les valvules, ayant perdu leur élasticité, ne peuvent plus obstruer l'orifice aortique.

Le bruit de souffle est quelquefois double et se présente au premier et au deuxième temps. On entend au premier et au deuxième temps un bruit de souffle. Le pouls est régulier, fréquent, diacrote, et ses battements correspondent exactement aux battements du cœur.

Il est souvent d'une faiblesse telle qu'on a peine à le percevoir avec la main.

La moyenne des pulsations par minute est de 90.

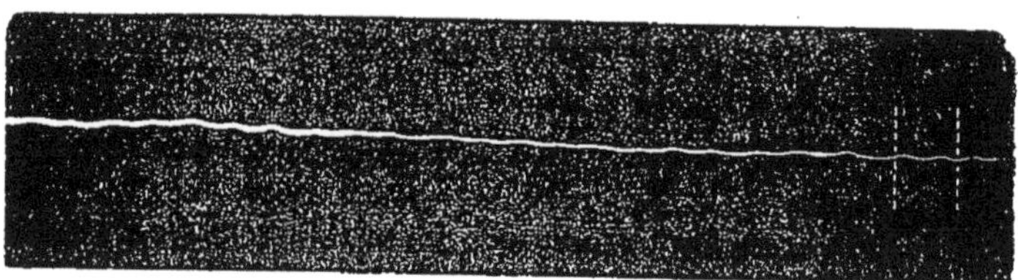

25 février. — Premier type du pouls du scorbutique.

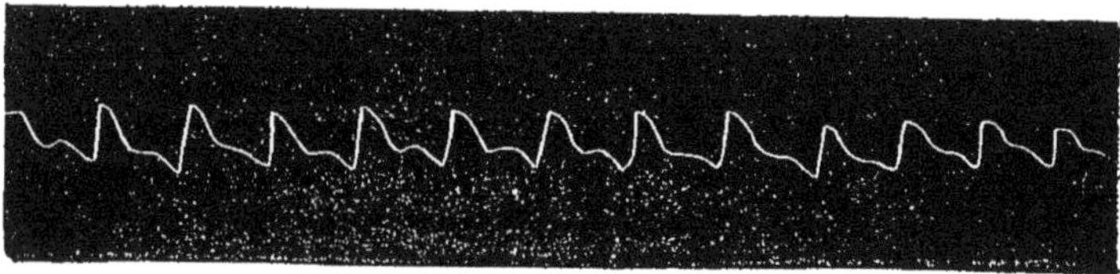

24 février. — Deuxième type du pouls du scorbutique.

On peut trouver dans les carotides un bruit de souffle doux, continu ; mais les bruits carotidiens font défaut dans la plupart des cas.

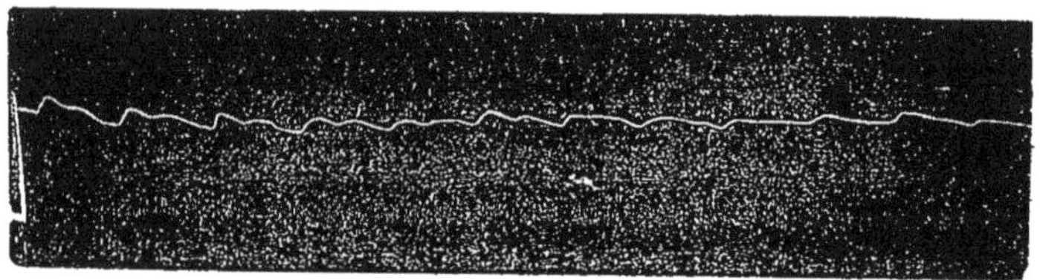

25 février. — Forme du pouls dans la période d'état. Bruit de souffle au deuxième temps à la base.

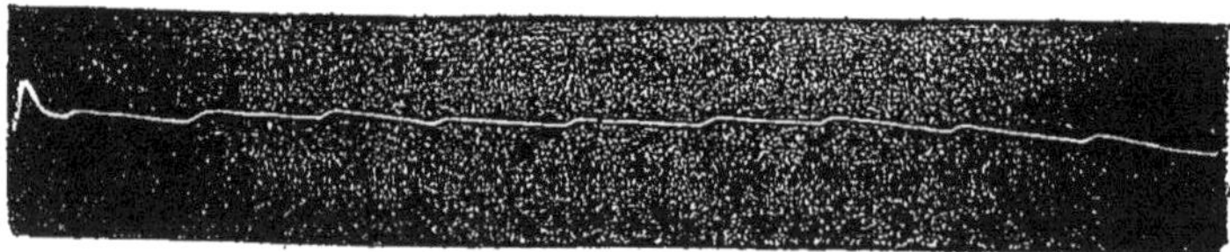

24 mars. — Forme du pouls dans la convalescence. Le bruit du souffle ne s'entend plus.

Dans la période d'amélioration on commence à percevoir avec la main l'impulsion cardiaque ; les bruits du cœur deviennent de plus en plus forts, de plus en plus clairs, et le nombre des battements va progressivement en diminuant.

De même que le bruit de souffle du second temps disparaît progressivement, on peut observer la décroissance progressive du nombre des battements cardiaques qui tombent de 90 à 80, 70 et 60.

Quelquefois tout symptôme de scorbut peut avoir disparu, le malade se sent guéri, et le bruit de souffle au deuxième temps reste le seul symptôme survivant à la maladie.

3° *Ramollissement des gencives.* — Le ramollissement des gencives peut manquer dans les cas même les plus graves du scorbut ; cependant c'est un de ses phénomènes habituels. Il peut paraître dès le début de l'affection, mais il ne paraît le plus souvent qu'après les taches hémorrhagiques, après la dégénérescence cardiaque ; c'est également un phénomène de dégénérescence graisseuse des gencives.

Au niveau du collet de la dent, la gencive se gonfle, se boursoufle, se ramollit, s'ulcère, devient facilement saignante ou bien, avant de s'ulcérer, est le siége d'un travail d'hypergénèse. Il se produit au niveau de la dent des végétations énormes, des bourgeonnements épithéliaux qui peuvent arriver à un volume tel que la mastication est impossible, que les malades ont de la peine à avaler et à parler.

Chez un de nos malades gravement atteint, ces végétations ne se sont pas bornées aux gencives, elles se sont étalées à la surface de la voûte palatine, l'occupant depuis la partie antérieure de la mâchoire supérieure jusqu'au bord antérieur du voile.

Cette dégénérescence des gencives ébranle les dents ; lorsqu'elle est poussée à un haut degré, on peut extraire les dents sans aucun effort.

Quand la maladie marche vers la réparation, les végétations fongueuses se détruisent d'elles-mêmes et à la fin on peut observer une véritable cicatrisation des gencives.

C'est cet état des gencives qui empêche les malades de s'alimenter convenablement et qui retarde le plus la guérison.

Le scorbutique n'a pas toujours, comme on le croit communément, le teint blafard ; on en observe qui conservent la fraicheur du teint.

Ce n'est pas le fait cependant du scorbut grave qui imprime à la face et à la peau une coloration spéciale. La peau alors a un teint gris, terreux ; les muqueuses sont décolorées, et il est bien difficile d'exprimer par le langage les différences qui séparent ce teint de la cachexie scorbutique de la cachexie cancéreuse.

Dans d'autres cas, la décoloration des anémiques est le seul trait expressif de leur physionomie. Lorsqu'ils sont atteints d'hydropisie généralisée, la figure est bouffie et œdématiée comme le reste du corps, et leur physionomie ressemble à celle des individus affectés de la maladie de Bright.

L'hydropisie généralisée n'a été constatée que chez deux de nos malades ; elle paraît être le fait le plus rare. On ne trouve pas chez les scorbutiques au repos d'œdème ni des membres supérieurs ni des membres inférieurs ; ce n'est que quand ils commencent à marcher que l'œdème se montre le soir au pourtour du pied, mais il disparaît la nuit par le repos. C'est un œdème qui ressemble tout à fait à l'œdème produit par les varices ; il est dû également à la gêne de la circulation dans les membres inférieurs qui ont été gonflés durant la maladie par les hémorrhagies musculaires.

Organes digestifs. — Le scorbutique a toujours soif; la soif persiste durant la période d'état de la maladie ; elle ne décroît que vers la fin. Il est bien rare qu'il perde l'appétit ; il a de l'appétence pour les acides et il se nourrit volontiers si la mastication est possible.

Il accepte les aliments liquides. La digestion est en général facile : il n'a ni dyspepsie ni vomissements et il n'a aucun dégoût pour les aliments. La plupart des malades sont constipés ; l'un d'eux est resté quatorze jours sans garde-robe et l'huile de croton seule a pu déterminer une débâcle ; un certain nombre ont de la diarrhée à diverses périodes de la maladie, soit au milieu, soit à la fin ; ils ont eu jusqu'à douze selles liquides en vingt-quatre heures ; ils rendent, pour employer leur expression, de la graisse. Cette diarrhée, qui n'est jamais accompagnée de coliques, semble être purement catarrhale ; elle n'empêche pas l'alimentation.

Le foie est gros et dépasse quelquefois le rebord des fausses côtes de 3 ou 4 centimètres. Indolore au toucher et à la percussion dans quelques cas, on ne peut chercher à toucher la surface convexe sans déterminer des sensations douloureuses. Jamais nous n'avons observé d'ictère.

La rate est presque toujours augmentée de volume, doublée ou triplée; dans un seul cas nous l'avons trouvé atrophiée; elle adhérait au diaphragme.

La percussion de la rate peut être aussi douloureuse.

SYSTÈME NERVEUX. — Le scorbutique n'a aucun des accidents habituels à l'anémie proprement dite, la céphalalgie, le vertige, le bourdonnement d'oreille. Il n'a pas de douleurs de tête; il n'a pas de vertige; s'il lui arrive de ne pas pouvoir s'asseoir dans son lit, ce n'est pas qu'il en soit empêché par le vertige, mais c'est qu'il est exposé aux syncopes ou bien que les muscles lombaires sont réduits à l'impuissance; sa vue ne faiblit pas, il n'a aucun trouble visuel, il n'a pas non plus de trouble de l'ouïe; il ne peut dormir; rien ne lui explique son insomnie; il est dans un état de veille continue qui ne diminue et ne cesse que quand il commence à guérir.

Aucun de nos malades ne nous a présenté de désordre mental; l'intelligence conserve sa vigueur jusqu'au moment de la mort; il peut penser, réfléchir et faire même un travail intellectuel sans se fatiguer. Il n'a pas de douleurs nerveuses; sa faiblesse musculaire ne tient pas à une altération du système nerveux, mais à une lésion du muscle. Nous n'avons observé aucun trouble de la sensibilité.

SYSTÈME MUSCULAIRE. — Les troubles de la motilité sont multiples; au plus fort de la maladie, le malade est incapable de s'asseoir dans son lit, même quand il n'en est pas empêché par la douleur.

Les muscles sacro-lombaires, complétement dégénérés, ne sont plus susceptibles de contraction; le malade ne peut même remuer les jambes à la façon d'un paraplégique, ainsi que nous l'avons déjà noté. Les bras conservent le mieux leur force, et la dégénérescence graisseuse frappe les muscles selon leur activité fonctionnelle. Le cœur, qui ne s'arrête jamais durant les vingt-quatre heures, est toujours le premier atteint; puis ce sont les muscles du mollet, du dos, de la cuisse, du bras. La dégénérescence graisseuse frappe même les muscles intercostaux; ce qui, ajouté à la dégénérescence cardiaque, rend la respiration difficile et détermine les cas de mort si fréquents, quand les marins scorbutiques font à pied le trajet du navire à l'hôpital.

Dans les muscles abdominaux, nous n'avons trouvé aucune lésion.

SECRÉTION. — Les urines ne présentent aucune anomalie apparente de coloration; jaunâtres, transparentes, leur quantité semble osciller dans les vingt-quatre heures entre 12 et 1,700 grammes.

Traitées par le feu et l'acide nitrique, elles n'ont jamais présenté d'albumine même lorsque l'hydropisie était généralisée; nous n'avons pas noté un seul cas d'hématurie. Du reste, les hémorrhagies viscérales, sur lesquelles différents auteurs ont insisté, les pneumorrhagies, les hématémèses, les hématuries, nous n'en avons pas vu d'exemple. De légères hémorrhagies intestinales accompagnaient quelquefois les selles, et étaient dues à la constipation. Ce qui ne doit pas surprendre, puisque les hémorrhagies dans le scorbut sous-cutanées, musculaires, nasales, gingivales, n'ont pas la valeur d'un symptôme primaire; elles sont consécutives aux lésions des tissus, du muscle, de la muqueuse nasale, du tissu gingival, de la peau. Quand elles se font dans les bubons ulcérés, les capillaires, n'étant plus soutenus par leur support naturel, se rompent dans le tissu. C'est là l'origine de ces hémorrhagies qui n'ont jamais un caractère grave. On les combat facilement avec des astringents.

L'exagération de la sécrétion salivaire dont a parlé Lind est exceptionnelle, et ne paraît provenir que de l'administration des préparations hydragyriques, dont ses contemporains faisaient usage. A un de nos malades, nous avons fait prendre du protoïodure de mercure, quand il était guéri du scorbut, pour combattre les accidents syphilitiques secondaires, et nous n'avons pas observé la moindre tendance au ptyalisme. Mais ce qui est un fait fréquent, c'est l'augmentation de la sécrétion sudorale, souvent même en dehors des fièvres intermittentes fugaces, fréquentes chez les scorbutiques. Il se produit la nuit des transpirations abondantes qui durent quelques jours et disparaissent spontanément.

Température. — La température varie entre 37 et 39 degrés; au plus fort de la maladie, elle atteint quelquefois 40 degrés, puis elle décroît avec elle, et elle diminue jusqu'à 37 degrés et 36°,5. La diminution de la température marche parallèlement avec celle du pouls, qui baisse de 120, 90, jusqu'à 70 ou 60.

Nous ferons remarquer que le pouls subit généralement de l'accélération; que la température est élevée comme chez le fébricitant; que le scorbutique a soif et qu'il présente ce qu'on appelle les signes de la fièvre, sans qu'on puisse dire que le scorbut s'accompagne de fièvre. Et en effet, le malade lui-même déclare qu'il n'a jamais de fièvre et sait bien reconnaître les accès fébriles intermittents fugaces habituels chez quelques scorbutiques.

Et si l'on veut ajouter un argument à ceux que donnent les sensations propres des malades, il suffit de dire que, dans un de nos cas, lorsque la température était élevée et le pouls accéléré, le malade rendait 9gr,060 d'urée en vingt-quatre heures. Ainsi il n'y a aucun rapport entre le fait chimique et le fait clinique; la proportion ordinaire est complétement renversée.

Le scorbutique n'a que les apparences de la fièvre, mais il n'a pas la fièvre proprement dite. Du reste, il se plaint toujours d'avoir froid malgré l'élévation thermométrique et celle du pouls.

Les couvertures ordinaires ne lui suffisent pas; il se garnit les jambes et les cuisses d'ouate, quand il en a à sa disposition. L'élévation de la température est due sans doute à des conditions spéciales, dans l'intimité des tissus, qui ne se traduisent pas sous la forme d'urée.

On est habitué à dire que le scorbut est une maladie cachectique et les livres classiques appliquent cette épithète à n'importe quel cas de scorbut.

Ceux qui ont observé un nombre suffisant de malades auront nécessairement reconnu que cette expression est empreinte d'exagération. Il y a en effet deux types bien distincts s'appliquant à la forme bénigne et à la forme grave de la maladie.

La forme bénigne, comprend les scorbutiques qui ont conservé leur embonpoint, la coloration normale du visage, présentent des apparences de la meilleure santé et ont cependant des ecchymoses sur les membres inférieurs, les bruits du cœur fréquents, obscurs, et souvent un bruit de souffle au deuxième temps; dans la forme grave, doivent être rangés ceux qui ont la face blafarde, le teint grisâtre, les muqueuses décolorées, qui sont incapables de quitter leur lit ou de s'y asseoir, ont les gencives garnies de fongosités saignantes, les dents déchaussées, etc. Dans cette deuxième catégorie il faut encore classer ceux qui ont une hydropisie généralisée, sans albumine dans les urines, la face bouffie et grise, les membres œdématiés, de l'ascite, des ecchymoses sur les membres, et les lésions cardiaques et gingivales que nous avons déjà signalées.

Marche, durée, terminaison. — Il n'y a pas de maladie qui ait une marche moins déterminée que le scorbut; il n'y en a pas sur laquelle l'hygiène ait une action plus efficace.

Lorsque nous avons été appelé à faire le service médical à l'hôpital d'Ivry, nous avons trouvé les malades, à cause de l'impossibilité du ravitaillement, mal nourris, mal chauffés, et l'état général des scorbutiques était très-mauvais. Un assez grand nombre sont morts en quelques jours. Mais dès que la nourriture est devenue plus abondante, sans même que nous ayons pu leur faire donner, en janvier et février, de légumes frais, dès que les salles ont été chauffées, les cas de décès ont diminué et les malades se sont rétablis progressivement. Nous avons pu apprécier, malgré nous, et comparativement, l'influence de l'hygiène sur la guérison du scorbut. Notre service hospitalier était divisé en deux sections. Dans la première étaient réunis les marins et les soldats qui étaient devenus scorbutiques dans les forts et les tranchées; dans la deuxième se trouvaient groupés les condamnés de la prison de la Santé.

Lorsque les vivres et le chauffage sont devenus plus abondants, ce sont les marins et les soldats qui ont profité les premiers des nouvelles ressources qui avaient été mises à notre disposition ; le scorbut diminua rapidement dans cette section et tendait à s'aggraver parmi les condamnés qui ne purent être ravitaillés que plus tard, ou au moins ne se modifiait pas. Les condamnés guérirent également dès qu'ils purent être nourris et chauffés.

Nous distinguons, ainsi que nous l'avons déjà dit, deux périodes dans la maladie : la première correspondant à la dégénérescence graisseuse du système musculaire des viscères, la deuxième correspondant à la réparation des tissus.

Le scorbutique guérit toutes les fois qu'on peut l'alimenter convenablement et que la maladie n'est pas trop avancée ; la maladie tend naturellement vers la guérison, et au bout de quelques jours déjà l'on peut constater l'amélioration, lorsque le malade est placé dans de bonnes conditions.

Les symptômes de la première période sont par ordre de succession : un mouvement fébrile, intermittent, des douleurs dans les reins, dans les membres inférieurs, des ecchymoses et du purpura sur les membres inférieurs, l'obscurité et la fréquence des battements du cœur, des bruits cardiaques qui souvent s'accompagnent d'un bruit de souffle au deuxième temps à la base, le plus souvent, plus rarement d'un bruit à la pointe au premier ou au deuxième temps, puis le ramollissement des gencives; ces divers symptômes s'aggravent jusqu'à déterminer l'état cachectique caractérisé par le facies blafard, l'impossibilité de s'asseoir dans le lit; le pouls porté à 100 ou à 120 pulsations, filiforme ou dicrote, les gencives fongueuses et saignantes, la température à 39 ou à 40 degrés, l'hypertrophie de la rate et du foie, ou bien encore l'hydropisie généralisée avec des épanchements dans les grandes cavités.

Arrivés même à ce degré de la maladie, la plupart des scorbutiques peuvent être encore guéris par une bonne nourriture. Mais c'est aussi à ce degré de la maladie que la mort peut survenir.

La mort par syncope est très-rare quand les malades restent couchés, et nous n'en avons pas vu un seul cas.

Ceux qui ont été observés par nous sont morts, les uns par affaiblissement progressif sans aucune complication, les autres par une diarrhée incoercible qui amène une émaciation excessive, ou bien encore dans une crise de dyspnée durant vingt-quatre heures et déterminée par un caillot cardiaque.

Lorsque le malade guérit, les symptômes disparaissent dans l'ordre suivant. Les épanchements sous-cutanés et intramusculaires diminuent, les douleurs des membres diminuent également. Les mouvements du dos et des membres deviennent de plus en plus faciles.

Le nombre des battements du cœur décroît, ainsi que la température; le bruit de souffle du deuxième temps à la base, quand il existe, perd de son intensité et disparaît. Les fongosités gingivales tombent, le sommeil revient, la constipation cède, et généralement après un mois le malade arrive à la convalescence.

Le scorbut ne peut durer qu'un mois si l'on n'a pas laissé le mal arriver à son entier développement; il dure trois ou quatre mois s'il est livré à lui-même et n'est pas combattu par un régime approprié.

Il est impossible de dire que l'affection ait une marche déterminée et régulière. On peut l'enrayer aussitôt qu'elle est traitée.

DIAGNOSTIC.

Le diagnostic ne présente de difficultés que tout à fait au début, lorsque le malade se plaint de fièvre, de douleurs dorsales, de douleurs articulaires.

On peut attribuer au rhumatisme ce qui est l'effet du scorbut, et bientôt le doute sera levé lorsque le purpura et les ecchymoses auront paru.

Le diagnostic est fondé sur trois symptômes : les hémorrhagies sous-cutanées et musculaires, les symptômes cardiaques et le ramollissement des gencives.

L'un ou l'autre de ces symptômes peut manquer ; les hémorrhagies peuvent même ne pas se manifester à la peau et être seulement intramusculaires, et alors elles ne se constatent que par le gonflement du mollet ou de la cuisse.

Le scorbutique peut n'avoir que les gencives ramollies et un bruit de souffle cardiaque au deuxième temps et à la base sans purpura et ecchymoses aux membres inférieurs, ou bien du ramollissement des gencives avec purpura et ecchymoses des membres inférieurs sans autre symptôme.

D'autres fois le ramollissement gingival fait défaut, les bruits du cœur sont fréquents, obscurs, mêlés ou non d'un bruit de souffle au deuxième temps à la base, et la peau des jambes est couverte de purpura.

La maladie qui a les plus grandes ressemblances avec le scorbut est le purpura.

Pour Grisolle ces deux maladies sont même identiques; le purpura serait la forme aiguë et le scorbut la forme chronique d'une seule et même maladie.

Le scorbut, ainsi que nous croyons l'avoir démontré, n'est nullement une maladie chronique et ne peut durer qu'un mois.

Ce qui est certain, c'est que nous ne connaissons que très-vaguement le purpura, et faire comme Grisolle une assimilation entre ces deux affections, c'est juger une question dont l'un des termes nous est encore inconnu.

Dans la période du siége de Paris, nous avons, comme la plupart des médecins, observé des cas d'hydropisie généralisée avec des ecchymoses sur les membres inférieurs. Il s'agissait d'individus affaiblis.

Cette hydropisie commençait par les membres inférieurs, lesquels se couvraient d'ecchymoses, se généralisait ensuite, et les malades mouraient souvent phthisiques.

Ces cas pourraient en imposer pour le scorbut.

Mais ce qui les en sépare, c'est la présence de l'albumine dans les urines que l'on ne rencontre jamais chez le scorbutique, la diminution de l'albumine et de la fibrine dans le sang, tandis que dans le sang du scorbutique ces principes se trouvent en plus grande quantité, et enfin le tubercule n'a pas été observé par nous chez le scorbutique.

Complications. — Ni l'âge du malade, ni sa constitution, ni les affections diathésiques ne paraissent modifier le scorbut.

Les manifestations sont les mêmes chez le jeune homme et chez le vieillard.

Elles ne sont pas plus graves.

On a dit que la constitution scrofuleuse imprimait à la maladie un cachet de gravité.

Nous avons eu dans notre service plusieurs types de scrofuleux.

L'un était aveugle depuis l'âge de 19 ans par suite d'ophthalmie scrofuleuse et avait à la partie moyenne du cou des cicatrices d'abcès froids ainsi qu'à la partie antérieure du sternum.

Le scorbut a suivi la marche ordinaire et a été guéri facilement.

Un autre malade, jeune homme de 10 ans dont la mère était morte phthisique, affecté de tumeur ganglionnaire volumineuse du cou, de blépharite chronique avec chute des cils, de taies sur l'œil droit, etc., guérit également sans complications.

Nous pourrions citer encore plusieurs exemples.

Il nous semble que les craintes exprimées par les auteurs classiques à propos des scorbutiques entachés de scrofules ont été surtout inspirées par une idée préconçue.

Nous pourrions répéter à propos de la syphilis ce que nous avons dit des scrofules.

Mais ce que nous avons remarqué, c'est que tant que dure le scorbut, tant qu'il n'est pas arrivé à la période de réparation, il y a comme un temps d'arrêt dans les manifestations syphilitiques.

Chez un de nos malades syphilitiques, c'est à la fin du scorbut que la peau des mains et la plante des pieds se sont couvertes de psoriasis, qu'ont paru les plaques muqueuses à l'anus, les plaques muqueuses sèches sur la peau en très-grande abondance.

La syphilis ne paraît pas aggraver le scorbut plus que la diathèse scrofuleuse.

TRAITEMENT.

Nous avons administré à nos malades comparativement du sirop de cochléaria, du sirop citrique, du jus de citron pur, du perchlorure de fer, du vin de quinquina. Aucune de ces médications ne paraît avoir hâté la guérison. Ceux que nous nourrissions avec de la viande crue à la dose de 4 à 500 grammes par jour sans médication guérissaient aussi promptement. Les scorbutiques scrofuleux à qui nous donnions une cuillerée d'huile de foie de morue par jour se rétablissaient comme les autres.

Ce qui importe dans le scorbut, c'est de modifier rapidement l'état des gencives pour leur permettre de s'alimenter. En les touchant chaque matin avec une solution de perchlorure de fer, nous combattions les hémorrhagies gingivales et les gencives se raffermissaient; ce qui importe encore, c'est de diminuer les douleurs musculaires des jambes et des bras qui les empêchent de dormir. Elles se calment facilement par des frictions répétées deux fois par jour avec un mélange de laudanum et de teinture de jusquiame. Les accès fibriles intermittents assez fréquents dans le scorbut disparaissaient avec une dose de 50 centigr. de sulfate de quinine par jour.

Enfin la diarrhée qui alterne avec la constipation habituelle était combattue par des préparations opiacées; mais lorsque cette diarrhée survient à la fin de la maladie, à une période grave, etc., due tout à la fois à la gêne de la circulation de la muqueuse intestinale, à la dégénérescence graisseuse du foie, elle a un caractère beaucoup plus grave, les préparations opiacées, les purgatifs, le jus de citron que l'on a vanté, les médications les plus variées n'ont plus d'effet, et le malade succombe par l'épuisement qu'elle provoque.

SECONDE PARTIE. — OBSERVATIONS.

Obs. I. — Hughes, âgé de 25 ans, entre le 23 septembre à la Santé. Il est installé dans une cellule froide et humide.

La nourriture se compose presque exclusivement, comme pour les autres condamnés, de pois, haricots, riz.

Deux mois de ce régime suffisent pour développer les premiers symptômes du scorbut.

Courbature généralisée, douleurs dans les masses musculaires des lombes, difficulté de marcher et fièvre qui se reproduit durant quinze jours sous la forme intermittente, le soir seulement, et ne dure que la nuit.

Au bout d'un mois seulement les gencives se ramollissent; l'appétit s'était conservé, la digestion était restée facile, point de diarrhée et point d'hémorrhagie.

Le vin antiscorbutique et le vin de quinquina avaient été administrés au malade durant plusieurs semaines sans bénéfice pour sa santé.

Il avait été alimenté à l'hôpital d'Ivry durant le siége d'une manière insuffisante, et quand nous prîmes la direction du service des scorbutiques le 10 janvier, à l'hôpital d'Ivry, la maladie était arrivée à son entier développement.

Le malade avait la figure pâle, décolorée, le teint des anémiques; il ne pouvait mouvoir les jambes infiltrées de sang dans les muscles du mollet, gonflées, tendues et douloureuses dès qu'il faisait le moindre mouvement. La peau des mollets était couverte de taches ecchymotiques. Le bras gauche au niveau du coude vers la partie interne présentait aussi des ecchymoses et les mouvements du bras étaient douloureux. Il ne peut s'asseoir dans son lit sans être menacé de syncope. Il a eu des palpitations.

Actuellement on ne peut sentir avec la main appliquée sur la région cardiaque l'impulsion du cœur. L'auscultation fait entendre un bruit de souffle doux à la base au second temps. Les battements du cœur sont réguliers. Le pouls est dicrote, 66 pulsations par minute. Le malade ne dort pas. Il n'a ni céphalalgie, ni trouble de la vue, ni trouble de l'ouïe. Les gencives sont fongueuses et les dents fortement ébranlées. La mastication est devenue impossible; le malade est incapable de se nourrir d'aliments solides.

Son régime se compose de soupes seulement, et cependant il a de l'appétit, la digestion est bonne. Il est constipé. Le foie ne paraît pas déborder les fausses côtes. La rate est notablement hypertrophiée.

Les urines sont limpides, jaunâtres, acides. Elles ne présentent pas de trace de précipité, qu'on les fasse bouillir ou qu'on les essaye par l'acide nitrique.

Le traitement que nous avons prescrit consistait en un badigeonnage des gencives tous les deux jours avec l'acide chlorhydrique, l'administration de 1 gramme de perchlorure de fer par jour, des frictions des membres avec du baume Opodeldoch et de la teinture de jusquiame.

Le 4 mars l'état est sensiblement amélioré, le teint a repris de la couleur, les ecchymoses des membres ont disparu; le malade peut mouvoir les jambes, mais il ne peut encore se lever; menacé de syncope. Le bruit de souffle au deuxième temps persiste encore. Les énormes fongosités des gencives qui allaient jusqu'à la voûte palatine sont tombées; les gencives sont redevenues fermes.

Il a durant plusieurs jours de la fièvre à forme intermittente le soir, et celle-ci cède après trois ou quatre jours à une dose de 40 centigr. de sulfate de quinine par jour.

La température prise dans l'aisselle était de 37°,3 et le pouls marquait 66 pulsations par minute.

Le 28 mars les gencives sont raffermies, la constipation fait place à des selles quotidiennes.

Le genou droit est encore le siége de quelque douleur, mais le malade se promène. Le bruit de souffle au second temps et à la base persiste. Le pouls n'est plus que de 60 pulsations et la température 37°,2.

Obs. II.—Schumacher, âgé de 18 ans, entre à la Santé le 1er octobre; il est installé dans les mêmes cellules que le précédent et soumis au même régime alimentaire.

Après deux mois il est pris, durant quelques jours, de fièvre avec transpiration, douleurs violentes qui se développent dans les masses lombaires ainsi que dans les diverses articulations. Il est incapable de rester levé et même assis dans son lit.

Les symptômes se succèdent avec une grande rapidité, les gencives sont ramollies huit jours après le début et l'hydropisie envahit la face et les membres.

Malgré la gravité de son état, l'appétit était resté intact, la digestion bonne, et il eut de la constipation; il n'avait pas d'épistaxis, pas d'ecchymose, pas de purpura sur les membres. Lorsque nous vîmes le malade pour la première fois en janvier, il avait le teint blafard, la figure bouffie, la peau des membres supérieurs et inférieurs œdématiée, et le doigt appliqué sur la peau y laissait une trace profonde; point d'ascite ; il ne toussait pas, la clavicule fracturée dans une chute à l'âge de 3 mois s'était fracturée de nouveau spontanément dans le lit.

Les gencives saignaient continuellement et nous avons eu recours plusieurs fois au perchlorure de fer pour combattre ces hémorrhagies qui durèrent quelques jours : le malade était dans un profond état d'affaissement ; il ne pouvait ni s'asseoir dans son lit ni mouvoir les jambes.

L'appétit était bon, mais les gencives ne lui permettaient de se nourrir que de soupes.

Le pouls marquait 66 pulsations par minute ; on sent difficilement avec la main les battements du cœur ; à la base on perçoit un bruit de souffle au deuxième temps.

Pas de trace d'albumine dans les urines ; point de céphalalgie ni trouble de la vue, ni trouble de l'ouïe. Il fut mis au même régime que le n° 1 le 22 février.

La face est encore bouffie, blafarde ; les douleurs des reins et des membres ont cédé, l'hydropisie a diminué et une ecchymose paraît au pli du coude gauche.

Le 8 mars les mouvements des jambes sont devenus plus faciles, le bruit cardiaque est devenu plus doux ; 86 pulsations.

La température est de 38°,5.

Le 28 mars, le teint devient rosé, l'hydropisie a entièrement cédé, les gencives se sont raffermies, les muqueuses sont encore pâles et il y a une ecchymose au niveau du coude gauche.

Le bruit de souffle cardiaque s'entend alors à la pointe et au premier temps. 66 pulsations par minute.

Température 37°,3.

Le malade peut se lever et faire quelques pas. Il se nourrit maintenant de légumes, choux, oseille, trois soupes par jour ; de viande deux fois par jour. D'ici quelques jours il entrera en convalescence.

Obs. III. — Carion, âgé de 26 ans. Quand il a été interné à la prison de la Santé, il avait la diarrhée depuis six semaines.

Son alimentation consistait en bouillon, pain, pois et haricots. Un mois après son incarcération, il est pris de soif vive et de fièvre qui dure quinze jours et paraît le soir. Il éprouve des douleurs violentes dans les masses lombaires et dans les articulations. La marche est devenue impossible. Le ramollissement des gencives paraît dès le début avec un purpura confluent sur les membres inférieurs.

En janvier le purpura existait encore comme au début ; les mouvements sont plus faciles.

Les battements du cœur sont réguliers. On n'entend pas de bruit de souffle au cœur, mais bruit doux et continu dans les carotides ; 72 pulsations par minute.

Il est mis au même régime thérapeutique que les précédents.

Le 22 février les gencives sont plus fermes, le purpura a disparu ; il n'a plus de douleurs dans les reins, mais il ne peut se tenir debout ni marcher ; les muscles du mollet sont encore durs et tendus par des épanchements sanguins non résorbés qui ne se laissent pas apercevoir à la peau.

Le 7 mars, ce malade paraît guéri ; 72 pulsations.

Température 37°,7. Les mollets sont toujours tendus et gonflés.

Le 28 mars, le mollet du côté droit est encore durci. Il ne peut étendre la jambe sur la cuisse ; il se fait une rétraction musculaire à la période de réparation chez un grand nombre de malades.

Les muqueuses ont repris leur coloration. Les joues sont rosées, les battements du cœur redevenus forts. Les bruits cardiaques s'entendent facilement ; 78 pulsations par minute. La constipation a fait place à des selles régulières.

Le malade entre en pleine convalescence.

Obs. IV. — Giral, âgé de 33 ans, entré à la prison de la Santé le 26 septembre.

Dans les mêmes conditions de séjour et d'alimentation, il est pris, le 14 décembre d'une légère fièvre qui dure trois ou quatre jours, de douleurs dans les muscles sacro-lombaires qui l'empêchent de marcher. Les gencives se ramollissent et il perd le sommeil comme la plupart des scorbutiques.

En janvier il présentait un teint terreux, blafard. Les muqueuses décolorées ; il ressent dans les reins des douleurs qui l'empêchent de s'asseoir dans son lit. Il a des ecchymoses énormes qui s'étendent depuis la partie inférieure des cuisses jusqu'à la partie moyenne des jambes.

Partout où le sang est épanché, une pression même légère est douloureuse ; il a également des ecchymoses au niveau des coudes vers la partie interne. Le pouls est petit, presque insensible. A la base du cœur on perçoit un double bruit de souffle qui se prolonge vers la pointe.

Il n'éprouve ni céphalalgie ni trouble de la vue, ni trouble de l'ouïe.

Le même régime lui est prescrit qu'au précédent : Perchlorure de fer à la dose de 1 gramme en vingt-quatre heures, cautérisation des gencives, alimentation avec des soupes herbacées et des viandes.

Le 24 février, le teint est toujours blafard ; le ramollissement gingival diminue; les ecchymoses de la cuisse diminuent; elle est moins gonflée ; l'ecchymose des bras persiste.

Le malade ne peut encore s'asseoir dans son lit. Le bruit de souffle se perçoit à la base, râpeux au premier temps; celui du deuxième temps a tendance à s'effacer. Le dicrotisme du pouls se perçoit à la main.

Le 8 mars les gencives se consolident. Les ecchymoses des membres inférieurs ont disparu, celles du bras droit persistent encore. Le sommeil paraît revenir; 84 pulsations par minute. Température 37°,9. Il a, durant trois ou quatre jours, le soir, un mouvement fébrile intermittent qui disparaît avec une dose de 50 centigrammes.

Le 28 mars le malade peut se lever, se tenir debout. Il ne peut étendre la jambe gauche sur la cuisse. Il porte des cicatrices de brûlures non ulcérées par le scorbut. Les muqueuses se colorent. Le pouls baisse; 66 pulsations. On entend le bruit de souffle à la base du cœur. Température 37°,6.

Le sommeil est bon, les selles régulières et le malade marche vers la guérison.

Obs. V. — Dreset, âgé de 32 ans, clerc de notaire, entré à la Santé le 2 novembre.

Ce malade, qui est affecté du scorbut depuis le 8 décembre, est d'une vigoureuse constitution. Il a eu durant toute la maladie la face colorée, a pu marcher et n'a jamais présenté de ramollissement des gencives. Il a eu au début, durant quelques jours, des douleurs presque limitées à la région des deux dernières vertèbres lombaires, et il a eu continuellement la sensation de faim et de froid.

En janvier la peau des membres inférieurs était recouverte de taches purpuriques.

Les battements du cœur sont réguliers; à la base on perçoit au deuxième temps un bruit de souffle doux qui se transmet jusqu'à la pointe.

Le pouls marque 60 pulsations.

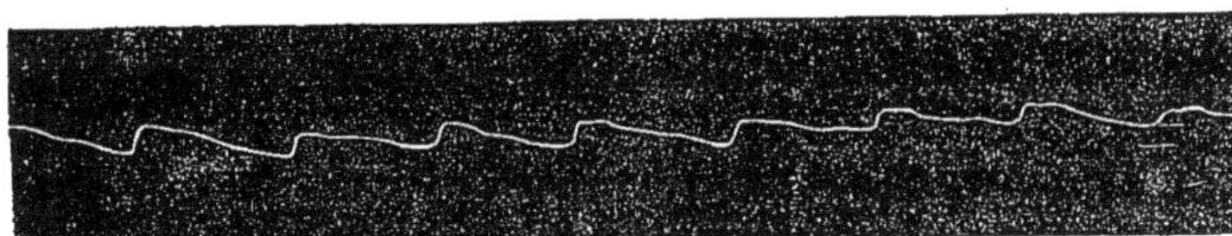

Pouls radial.

Point de céphalalgie ni trouble de la vue ni de l'ouïe. Point d'albumine dans les urines.

Même régime alimentaire et thérapeutique que les précédents.

Le 24 février le purpura n'a point disparu, le bruit du souffle s'entend encore au cœur.

Le 24 mars le purpura a entièrement disparu; il fait le service de l'infirmerie et l'on entend toujours le bruit de souffle au deuxième temps. C'est le seul phénomène du scorbut qui persiste avec le gonflement de l'articulation tibio-tartienne qui paraît le soir quand il a travaillé toute la journée.

Obs. VI. — Ferogne, serrurier, âgé de 38 ans, entre à la Santé le 12 octobre : sa maladie commence le 15 novembre par des douleurs dans les masses lombaires et dans les muscles des mollets. Le purpura et les ecchymoses se manifestent sur la peau des mollets, les gencives se ramollissent.

En janvier le teint est grisâtre, les muqueuses sont décolorées, l'inappétence est absolue, le pouls est très-faible, 96 pulsations par minute, les bruits du cœur très-obscurs; au deuxième temps on entend un bruit de souffle à la base.

Le malade ne peut ni s'asseoir dans son lit, ni mouvoir ses jambes. On lui prescrit de l'acide citrique, des cautérisations des gencives par l'acide chlorhydrique; ce malade, qui ne peut s'alimenter qu'avec des soupes à cause des fongosités des gencives et du dégoût des aliments, est dans un état de prostration très-grave.

En février il est incapable de mouvoir les membres inférieurs, de les lever au-dessus de son lit; il est comme frappé de paralysie; il ne peut s'asseoir dans son lit. Pouls 84 pulsations. Température 37°,9.

Vers le commencement de mars nous prescrivons une dose de viande crue finement hachée, 500 grammes par jour; immédiatement l'appétit se réveille, les forces reviennent; après quelques jours le malade peut remuer les jambes. Sa figure reprend de la coloration, les ecchymoses s'effacent, le sommeil revient, la constipation diminue.

Le 28 mars, après vingt jours de cette alimentation, le pouls s'est abaissé à 66 pulsations; la température est 37°,1; les muqueuses se colorent; les selles sont devenues régulières, et c'est à peine si l'on entend encore le bruit de souffle au deuxième temps.

Le malade commence à se lever sur une chaise.

Nota. — L'analyse du sang rapportée dans la première partie de ce travail a été faite avec le sang de ce malade recueilli à la période d'état et à celle de convalescence. Les saignées ont été faites en février et mars. Nous avons également inséré les analyses des urines aux deux périodes.

Obs. VII. — Deglaigne, coiffeur. Ce malade est entré à la Santé le 23 septembre, et le 28 octobre il passe à l'infirmerie pour une bronchite aiguë.

A cette bronchite succèdent les premiers symptômes du scorbut, de la fièvre durant huit jours, paraissent le soir seulement avec frisson et transpiration; des douleurs dans les masses lombaires, qui ne cèdent qu'après un mois; du purpura des membres inférieurs et deux ou trois fois une légère épistaxis.

La figure avait conservé sa coloration normale; les muqueuses étaient décolorées, et quand nous l'observâmes pour la première fois, nous avons retrouvé ces divers phénomènes. Il avait des palpitations; ce qui est exceptionnel, un bruit de souffle à la base du cœur.

Du reste, aucun trouble des voies digestives; bon appétit; digestions faciles; les fonctions intestinales intactes.

Il n'y avait ni céphalalgie, ni trouble de la vue, ni trouble de l'ouïe.

Ce malade avait eu un chancre induré en 1869, des plaques muqueuses, et en janvier 1870, il avait une syphilide papuleuse.

Le 24 février, les gencives sont encore ramollies, mais le purpura a sensiblement diminué; le bruit de souffle cardiaque a disparu; 90 pulsations par minute. Les douleurs à la région cardiaque, les palpitations qu'il ressentait n'existent plus.

Le 4 mars, nouvelles ecchymoses dans les jambes, et il ne peut marcher sans douleur; la fièvre intermittente revient le soir durant quelques jours. 84 pulsations.

Cette observation est incomplète, parce que le malade s'est sauvé de l'hôpital.

Obs. VIII. — Guérin, âgé de 22 ans, de constitution scrofuleuse, blépharite scrofuleuse, taie sur l'œil droit, cils presque entièrement tombés. La mère est morte phthisique.

Entre à la Santé en novembre.

En décembre, gencives fongueuses et purpura sur les membres inférieurs; il ne peut marcher sans être menacé de perdre connaissance.

En janvier, les gencives sont hypertrophiées, ramollies; le purpura existe aux membres inférieurs.

On ne peut sentir avec la main l'impulsion cardiaque; les bruits du cœur sont très-sourds; bruit du souffle au deuxième temps à la base. 90 pulsations par minute.

Vers la fin de février, le purpura a tendance à s'effacer; le malade peut se lever et marcher; on entend encore le bruit de souffle au deuxième temps.

Le 5 mars, le bruit cardiaque a disparu; le malade marche et fait le service d'infirmier. Les gencives étaient raffermies. A partir de janvier, nous lui avons administré 2 grammes d'acide citrique par jour, et il a été convenablement alimenté. Il sort guéri le 15 mars.

Obs. IX. — Naurer, âgé de 30 ans, entré à la Santé le 19 octobre. Le 15 décembre, la maladie débute par des douleurs de reins qui durent un mois. Les gencives se ramollissent, le purpura paraît sur les jambes avec des ecchymoses, ainsi qu'à l'avant-bras.

En janvier, à notre première visite, nous trouvâmes un homme au teint blafard, incapable de se mouvoir dans son lit, non qu'il ressentît des douleurs, mais ne pouvant s'asseoir dans son lit, par suite de la faiblesse des reins, déplacer ses jambes comme s'il était paralysé. Son langage était presque incompréhensible, parce que des fongosités énormes dissimulaient presque ses dents, et que ces fongosités s'étaient étendues à travers la voûte palatine, jusqu'au voile du palais resté indemne.

Les bruits du cœur sont imperceptibles; il nous semble entendre un souffle au deuxième temps à la base. 90 pulsations par minute. Il ne pouvait s'alimenter qu'avec des soupes, bien que l'appétit fût conservé.

A la fin de février, la physionomie était la même, blafarde; le malade est toujours faible; les gencives sont recouvertes de fongosités; les dents sont déchaussées. Il ne dort pas; tousse le soir. Le cœur bat avec la même faiblesse; 90 pulsations par minute.

Le 24 mars, il commence à pouveoir s'asseoir dans son lit; les battements du cœur sont plus énergiques, moins fréquents; ils ne sont plus que de 78 par minute.

Le 28 mars, il peut se tenir debout, mais ne peut encore marcher; le purpura a disparu; le bruit de souffle cardiaque ne s'entend plus; 78 pulsations par minute. Les battements du cœur sont facilement sentis par la main; ses muqueuses sont encore décolorées; mais il n'a plus le teint blafard; la figure se colore; il ne tousse plus; il reste dans les gencives quelques fongosités, et ce pont charnu qui s'est établi sur la voûte palatine se détache et tombe par morceaux. L'appétit est excellent; le malade s'alimente avec des soupes et de la viande, et se refait rapidement.

Obs. X. — Schnabel, 35 ans. Trois semaines après son entrée à la Santé, il est pris de fièvre intermittente, de douleurs dans les jambes. Les gencives se ramollissent, les mollets se couvrent d'ecchymoses.

En janvier, il avait le teint gris, et nous avons observé les symptômes précédents. Il ne peut s'asseoir dans son lit. Le cœur bat 90 fois par minute, et l'on entend un bruit de souffle au deuxième temps à la base, qui se transmet dans les carotides. Le pouls est très-faible et dépressible.

Comme dans la plupart des cas, l'appétit est conservé; il digère bien et est constipé.

Vers la fin de février, il a quelques épistaxis; les gencives se raffermissent; les ecchymoses sur la peau du mollet sont encore visibles, mais moins accusées. Les mollets sont durcis et douloureux à la pression. Le bruit de souffle au deuxième temps se perçoit facilement, pouls petit, 96 pulsations par minute; il a la sensation du froid, et depuis huit jours la fièvre paraît le soir et se termine par la transpiration; elle disparaît après cette époque.

Le 24 mars, les gencives sont guéries; les ecchymoses ont disparu; il ne reste plus que des douleurs dans l'articulation tibio-tarsienne qui l'empêchent de marcher.

Les bruits du cœur sont faibles et obscurs, mais le souffle a disparu; 90 pulsations par minute.

Le 28 mars, il a encore quelques douleurs dans l'articulation tibio-tarsienne; la jambe est rétractée sur la cuisse et ne peut s'étendre. 66 pulsations par minute. La soif est éteinte; il n'a plus d'épistaxis et il entre en convalescence.

Obs. XI. — Thecle, âgé de 26 ans, entre à la Santé le 17 septembre, après être resté trois mois à la prison militaire.

Il est pris de scorbut huit jours après son entrée; frisson se reproduisant chaque soir durant quinze jours; douleurs sourdes dans les masses musculaires des lombes.

Le ramollissement des gencives ne se produit qu'en décembre et il ne peut se tenir debout.

Il a quelques épistaxis et une insomnie continuelle depuis le début.

Lors de notre examen, en janvier, nous avons constaté des ecchymoses au pli du coude gauche, des douleurs musculaires, du purpura sur la peau des membres inférieurs, des ecchymoses au niveau de l'articulation tibio-tarsienne, à la face postérieure du doigt annulaire de la main.

Il est incapable de rester assis, même dans son lit.

Le facies est empreint d'une pâleur excessive; les muqueuses sont entièrement décolorées; il a de nouveau un mouvement fébrile le soir qui se reproduit durant trois jours avec transpiration.

Il a, comme la plupart des scorbutiques, une constipation qui se termine de temps en temps par des selles diarrhéiques, mêlées de sang.

On ne sent pas avec la main les battements du cœur; ils sont sourds et on enteud au deuxième temps un bruit de souffle; le pouls est faible et marque 90 pulsations par minute.

Le 25 février il est repris de fièvre; le soir le purpura et les ecchymoses s'effacent; les bruits cardiaques sont encore très-faibles; mais on n'entend plus le bruit de souffle; 108 pulsations.

Le malade a un profond dégoût pour les aliments; il ne se nourrit que de soupes; il est d'une faiblesse extrême et ne peut s'asseoir dans son lit.

Les muscles des bras, des jambes sont très-douloureux.

5 mars. Fièvre la nuit; gencives plus raffermies.

La jambe gauche est demi-fléchie sur la cuisse et ne peut être allongée; douleurs vives au-dessous du jarret; 90 pulsations; température, 37°,9.

24 mars. Il peut s'asseoir dans son lit; la pâleur et la maigreur portées au plus haut degré caractérisent son état général.

28 mars. Les gencives sont raffermies; ptyalisme.

Les bruits du cœur sont sourds, ralentis; 54 pulsations par minute; température, 36°,9; le malade peut mouvoir les bras et les jambes; il reste maigre et pâle.

Obs. XII. — Friedreich, tailleur, 50 ans; entré à la préfecture de police vers le 15 octobre et à la Santé en novembre.

Dès le début de la maladie il a des douleurs articulaires dans les genoux et les pieds; les gencives sont ramollies.

En janvier il a le teint blafard, les muqueuses décolorées, le pouls petit, faible; 90 pulsations par minute; les bruits du cœur sont sourds et l'on entend un souffle au deuxième temps à la base; les membres inférieurs sont tachés de purpura et d'ecchymoses; il est d'une grande faiblesse et ne peut s'asseoir dans son lit.

Le 25 février le ramollissement gingival, quoique diminué, est encore marqué; les dents oscillent dans les gencives; les bruits du cœur sont très-obscurs, mais on n'entend plus de souffle.

Le 5 mars, énormes ecchymoses sous la cuisse droite; il ne peut se tenir debout; le teint est toujours blafard; 96 pulsations par minute; température, 37°,6.

Le 28 mars, le teint se colore; les ecchymoses sont presque effacées, les jambes sont rétractées sur la cuisse; on entend de nouveau le bruit du souffle au deuxième temps, à la base; 66 pulsations par minute; température, 36°,5; il ne reste plus du scorbut de trace autre que le bruit de souffle cardiaque et la rétraction des jambes. Il commence à se lever.

Obs. XIII. — Brochon, marchand d'habits, 32 ans.

Il est resté quatre semaines à Mazas, a été envoyé à la Santé le 3 septembre et, huit jours après son entrée, il est pris de fièvre le soir seulement avec frisson et transpiration toute la nuit. La fièvre dure deux mois; en même temps douleurs de reins, douleurs vives dans les articulations des membres inférieurs et supérieurs. Les gencives se ramollissent; il a de fréquents saignements de nez.

Les douleurs articulaires et la difficulté de respiration qui a débuté en novembre l'empêchent de marcher. Le pouls est dicrote; 70 pulsations par minute. Bruit de souffle cardiaque au deuxième temps et à la base.

Ce malade n'a pris aucune médication depuis le début; il est d'une constitution scrofuleuse caractérisée par une blépharite chronique et une carie de l'os temporal; il a toujours conservé le teint rose.

25 février. Il n'a plus d'épistaxis; les gencives sont notablement raffermies; il a des douleurs toujours violentes dans les articulations des membres inférieurs et supérieurs qui l'empêchent de se mouvoir. Pouls dicrote; 60 pulsations par minute; en entend encore le bruit du souffle cardiaque.

5 mars. Les gencives sont guéries; il a soif, de la fièvre le soir durant quelques jours; les douleurs articulaires sont diminuées.

18 mars. Il est toujours court d'haleine; les douleurs thoraciques qu'il ressentait à droite et à gauche ont disparu; 78 pusations par minute; il fait le service d'infirmier à l'hôpital.

28 mars. Il ne reste plus que le bruit de souffle au deuxième temps, dernier vestige du scorbut.

Il travaille du matin au soir et peut même frotter les dortoirs des malades sans se fatiguer.

Obs. XIV. — Brisard, couvreur, 42 ans.

Il reste deux mois à Mazas et entre à la Santé le 23 septembre. Au bout de huit jours il est reçu à l'infirmerie, parce qu'il se plaignait de douleurs dans les reins, dans les articulations, du ramollissement des gencives. Les membres inférieurs sont couverts d'ecchymoses, à la partie postérieure des cuisses, vers la région des mollets.

En janvier il avait de l'orthopnée, des douleurs dans la région précordiale. Bruit de souffle cardiaque au deuxième temps à la base; 72 pulsations par minute.

Le malade a conservé la fraîcheur du visage.

Le 25 février les gencives sont un peu raffermies; les douleurs cardiaques persistent; les bruits du cœur sont sourds; le souffle est devenu presque imperceptible; 66 pulsations par minute; les douleurs de la région des reins, articulaires, sont diminuées, mais encore ressenties.

En mars les ecchymoses ont disparu et le malade a récupéré assez de force pour se sauver de l'hôpital qui était sa prison provisoire.

Obs. XV. — Mangès, papetier, 20 ans. Entré à la Santé le 13 octobre; en décembre il ressent des douleurs dans les jambes, de la gêne respiratoire. La peau des jambes se couvre de taches purpuriques.

Il est d'une constitution scrofuleuse accusée par une blépharite chronique, une tumeur ganglionnaire du cou qui s'est développée et a persisté depuis l'âge de 5 ans, des croûtes impétigineuses des fosses nasales.

En janvier il présentait les symptômes que nous venons d'indiquer, et nous avons entendu un bruit de souffle à la base du cœur au deuxième temps. (Voir les tracés du pouls dans la 1re partie, p. 29.)

Il a essayé de se lever et de marcher; de vastes ecchymoses avec douleurs musculaires se reproduisent, et il est obligé de nouveau de garder le lit.

Le 30 février, ecchymoses vertes et noires sur la cuisse gauche à la partie interne; les gencives se sont raffermies; 96 pulsations par minute; on entend encore le bruit de souffle cardiaque.

Le 25 mars les gencives sont guéries; les taches ont disparu; 84 pulsations; le bruit de souffle cardiaque ne s'entend plus; le malade se trouve guéri et demande à quitter l'hôpital. Depuis le début nous ne lui avons prescrit, comme médication, qu'une cuillerée d'huile de foie de morue, du citron et du baume tranquille pour frictionner les gencives.

Obs. XVI. — Sevreuil, employé de commerce, 30 ans. Entré à la Santé le 23 septembre et malade depuis le 8 décembre.

Les premiers symptômes du scorbut ont été la fièvre qui dura trois jours, des douleurs dans les articulations des membres supérieurs et inférieurs, des ecchymoses dans les muscles du mollet, du ramollissement des gencives.

A notre premier examen, en janvier, aucun de ces symptômes n'avait disparu; les bruits du cœur étaient très-sourds; on entendait un bruit de souffle à la base au deuxième temps.

Vers la fin de février, le malade se sent plus fort; il commence à marcher; le purpura, les ecchymoses tendent à s'effacer; les gencives se raffermissent; un mouvement de fièvre a reparu le soir à trois reprises.

Le bruit de souffle au deuxième temps à la base ne s'entend plus, mais on perçoit un bruit rude au premier temps à la pointe.

Vers la fin de mars, les gencives sont guéries; les taches sanguines ont disparu. On perçoit de nouveau un bruit de souffle à la base au deuxième temps, et celui de la pointe n'existe plus; 66 pulsations par minute. Depuis huit jours les selles sont redevenues régulières. Sueurs profuses la nuit. Température 37°,8. Il a pris durant trois semaines de l'acide citrique et du perchlorure de fer.

Obs. XVII. — Mersh, tailleur, âgé de 26 ans. Il a le teint terreux; il est d'une faiblesse excessive, ne peut mouvoir ni les bras ni les jambes; de plus la respiration est pénible.

5 janvier. Les membres inférieurs sont couverts de taches sanguines qui siégent dans l'intérieur des bulbes pileux. Il ressent des douleurs vives dans les reins, dans les masses musculaires des membres; il ne peut s'asseoir dans son lit.

Les gencives sont couvertes de végétations fongueuses, et il lui est impossible de prendre d'aliment autre que la soupe. Il a eu de la diarrhée huit jours seulement, laquelle a succédé à une constipation très-rebelle; il est resté quatorze jours de suite sans garde-robe, et le cours des selles n'a pu être rétabli qu'avec l'huile de croton. Le foie et la rate sont volumineux, douloureux à la percussion.

Bruit de souffle au deuxième temps à la base du cœur; pouls régulier; 90 pulsations par minute.

25 février. Les gencives sont presque guéries; le purpura des jambes diminue. Depuis plusieurs jours il a ressenti des douleurs intolérables dans les muscles des membres supérieurs, depuis l'omoplate jusqu'à la partie moyenne du bras, qui n'ont été guéries que par des applications de vésicatoires.

Le bruit de souffle cardiaque persiste; 90 pulsations; pouls faible et dicrote.

28 mars. Il peut se tenir debout; il commence à marcher; sa physionomie a repris de la coloration. L'appétit est revenu; les taches ont disparu; il n'a plus de douleurs musculaires. On n'entend plus que très-difficilement le bruit de souffle au deuxième temps; 78 pulsations par minute. Le malade entre en convalescence.

Obs. XVIII. — Tenièse, fabricant de pendules, âgé de 32 ans. Il entre à la Santé le 30 octobre; le 1er décembre il est pris de fièvre qui dure huit jours, de douleurs dans les masses lombaires, dans les muscles de la cuisse, des jambes. La cuisse droite se recouvre d'ecchymoses ainsi que la partie interne du bras.

En janvier il est d'une pâleur excessive, ne peut s'asseoir dans son lit; le pouls petit, la matité du cœur augmentée; bruit de souffle à la base du cœur au deuxième temps; 90 pulsations par minute. Dès qu'i essaye de se lever il est pris de syncope.

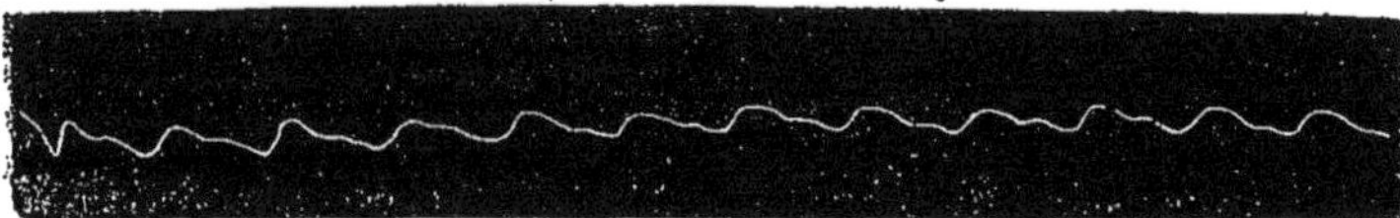

Pouls radial.

25 février. Il a encore des ecchymoses sur les membres. Les muscles sont douloureux à la pression; il a un accès de fièvre violent; 120 pulsations à la minute; on n'entend plus le bruit de souffle cardiaque.

27 février. Il est pris d'un accès de dyspnée des plus intenses. (Voy. pl. III, *C*.) Il est assis dans son lit pour respirer; d'une pâleur extrême, les yeux largement ouverts, le pouls presque insensible. L'auscultation révèle des râles sous-crépitans à la base des deux poumons, mais peu abondants. La dyspnée va en croissant jusqu'à la mort. La crise a duré vingt-quatre heures.

Autopsie. — La peau ne présente plus que quelques taches purpuriques au niveau du mollet et une teinte ecchymotique qui tend à s'effacer.

Les gencives n'avaient pas subi de ramollissement; elles sont extrêmement pâles.

Les muscles des membres inférieurs sont imprégnés de sang et ont une coloration jaunâtre.

Les muscles au niveau du coude sont également remplis de sang.

Le cerveau est légèrement congestionné.

Dans la cavité thoracique pas d'épanchement; à la base des deux poumons simple congestion.

Le cœur est augmenté de volume; de larges plaques blanchâtres épaississent le péricarde viscéral; la cavité péricardique contient une petite quantité de sérosité jaunâtre, transparente. Les parois du cœur et principalement du ventricule gauche sont visiblement atrophiées; la substance du cœur est jaune, mollasse et se rompt facilement. Les valvules aortiques ont perdu toute leur élasticité; elles sont chiffonnées et n'obturent plus l'orifice; elles laissent écouler l'eau que l'on verse par l'aorte.

L'oreillette droite contient des caillots mous, noirâtres qui se prolongent dans le ventricule droit. Le cœur gauche renferme un caillot blanc, élastique (pl. III, *C*), se déchirant difficilement et adhérant aux colonnes charnues du cœur, et envoyant des traînées jusque dans les cordages de la valvule auriculo-ventriculaire. Ce caillot est recouvert d'un caillot plus récent, noirâtre.

Au microscope on constate que les fibres du cœur ont en grande partie perdu leurs stries; dans certaines parties il ne reste plus que le sarcolemme de la fibre; dans d'autres le sarcolemme est même détruit et il y a communication d'une fibre avec la voisine. (Pl. IV, fig. 1, 2, 3.) Dans ces points de communication de gros blocs graisseux occupent la fibre musculaire et sa voisine dépouillée du sarcolemme. Dans d'autres parties on ne trouve plus que des agglomérations de globules graisseux sans traces de fibres. Les stries sont encore remplacées par des granulations noirâtres qui rendent la fibre obscure. La muqueuse de l'estomac est injectée et contient des arborisations vasculaires énormes. Il en est de même pour la muqueuse de l'intestin. Le foie est hypertrophié dans son diamètre antéro-postérieur; il pèse 1,770 grammes. Sa capsule est épaissie et a, de distance en distance, des lignes blanchâtres qui traversent sa face supérieure. Le foie est ramolli; en enlevant la capsule on emporte un morceau du foie; il se laisse facilement pénétrer par le doigt.

Si l'on en fait une coupe, on constate des espaces jaunâtres, limités par des îlots rouges et de distance en distance les îlots rouges ont presque disparu; on constate à l'œil nu que le foie est graisseux. Les cellules du foie renferment une énorme quantité de globules graisseux, des granulations opaques; les lobules sont opaques dans la plus grande étendue de leur diamètre.

La rate est atrophiée, ce qui est exceptionnel; elle pèse 35 grammes; sa substance est diffluente.

La capsule du rein se détache facilement; sa surface convexe présente des espaces complétement jaunes, des taches blanchâtres; ces espaces sont coupés de distance en distance par des plaques noires correspondant à des hémorrhagies partielles. Ce qui prédomine, c'est l'aspect jaunâtre de la surface. Si l'on fait une coupe du rein, on constate à 2 ou 3 millimètres de la surface une coloration rouge uniforme, puis la substance devient jaune cire; la substance corticale qui se distribue entre les pyramides de Malpighi a la même coloration. A la base des pyramides on observe, comme dans le foie, des espaces jaunâtres considérables parsemés d'îlots rouges. Au microscope on observe que les tubes ont conservé leurs dimensions normales; ils ont une apparence jaunâtre; leur épithélium est rempli de globules graisseux; les capillaires sont dilatés et il s'est fait un certain nombre de petits foyers hémorrhagiques par suite de leur rupture.

Muscles. — Les fibres musculaires de la cuisse sont jaunâtres; la striation a en grande partie disparu; elle est remplacée dans certains points par de larges lignes noirâtres, parallèles, opaques, qui sont les vestiges des stries. Au-dessus de ces lignes sont des globules graisseux de volume variable et des granulations noires. Un certain nombre de fibrilles ont perdu une de leurs parois et les globules graisseux s'étendent jusque dans la fibrille la plus proche. Les fibres du biceps (pl. II, fig. 1) sont moins altérées; elles n'ont subi la dégénérescence graisseuse qu'à un degré bien moins élevé.

Obs. XIX. — Arnaud, marin, 26 ans, a fait le service des tranchées durant trois mois, exposé au froid, à l'humidité. Son alimentation a été continuellement insuffisante; il a été nourri exclusivement de pain, riz, viande de cheval, café, rhum et vin aux repas, un seul verre. Il a d'abord été affecté de broncho-pneumonie, qui l'a tenu couché durant trois semaines, et dans la période de convalescence, le scorbut s'est développé. Les symptômes ont été : fatigue dans les jambes, purpura et ecchymoses sous les membres inférieurs, ramollissement partiel des gencives. 102 pulsations par minute; bruit de souffle au deuxième temps à la base; hypertrophie de la rate et du foie. Température, 37°,1.

Au bout d'un mois de traitement, qui n'a consisté qu'en une alimentation suffisante avec de la viande, des soupes, etc., et sans médicament, les ecchymoses, le purpura ont disparu, les gencives se sont raffermies; il a pu marcher et a demandé à quitter l'hôpital.

Obs. XX. — Hedel, soldat de ligne, 25 ans, n'est malade que depuis douze jours du scorbut. Il a le teint rose, n'a pas maigri. Durant quatre mois, sa nourriture se composait, le matin, d'une soupe, lard, salaison; le soir, le repas était le même, et il y ajoutait un légume, fèves ou pois.

10 mars. Les symptômes du début ont été douleurs et ecchymoses dans le creux poplité du côté gauche; la cuisse gauche est dure, tendue, gonflée, imprégnée de sang, douloureuse à la pression; rien du côté droit; les gencives sont peu ramollies. 66 pulsations. Les bruits du cœur sont normaux; souffle continu dans les carotides. Température, 37°,1.

16 mars. L'ecchymose de la cuisse a diminué; celle-ci est moins gonflée, et le gonflement subsiste encore à la partie inférieure de la cuisse; les gencives sont moins douloureuses, plus raffermies. Les bruits du cœur s'entendent mieux; l'impulsion est plus énergique.

29 mars. Les gencives sont guéries; le purpura, les ecchymoses ont disparu; la jambe reste fléchie sur la cuisse. Il s'est fait, comme dans la plupart des cas, vers la période de la convalescence, une véritable rétraction musculaire.

Il n'a eu pour toute médication que du vin de quinquina.

Obs. XXI. — Revet, soldat de ligne, âgé de 23 ans, est d'une pâleur excessive, très-amaigri, ne peut s'asseoir dans son lit ni mouvoir ses jambes. Le scorbut a déterminé une faiblesse musculaire portée au plus haut degré. Il avait, au moment de son entrée dans le service, un bubon hémorrhagique qui n'avait aucune tendance à la cicatrisation, et restait dans le même état depuis plusieurs semaines, malgré les applications de teinture d'iode, de perchlorure de fer, etc.

Il a les apparences d'un individu scrofuleux : blépharite chronique, chute des cils, le corps peu développé.

25 février. Les symptômes du scorbut étaient : purpura sur les membres inférieurs, roideur articulaire, ramollissement des gencives; les dents oscillent dans les gencives, et mastication impossible.

108 pulsations par minute; pas de bruit de souffle cardiaque; les bruits sont mal frappés.

En raison de la constitution scrofuleuse, nous prescrivons une bonne alimentation et une cuillerée d'huile de foie de morue.

Après dix jours de traitement, la pâleur de la face diminue; la physionomie est meilleure; les taches des jambes diminuent.

Les forces musculaires reviennent; peu à peu le malade commence à s'asseoir dans son lit et à se mouvoir.

29 mars. Les taches des jambes ont disparu; il commence à se lever et à marcher. Le teint est rose. Les gencives se raffermissent et le scorbut tend à disparaître.

Vers la convalescence, les lèvres se couvrent de plaques muqueuses; un psoriasis confluent apparaît à la plante des pieds et dans la paume des mains. La peau du corps, celle de la verge se couvre de plaques muqueuses sèches; il s'en produit également à l'anus. Le malade a non-seulement le scorbut, mais la syphilis qui se manifeste sur tout le corps, bien qu'il prétende n'avoir jamais eu de chancre. Nous prescrivons une pilule de proto-iodure hydragyrique, 5 centigr. par jour, et au bout d'une quinzaine de jours, les symptômes de la syphilis diminuent de plus en plus. Le mercure, à cette dose, n'a pas déterminé de salivation.

Obs. XXII. — 10 mars. Girard, artilleur, 25 ans, depuis trois semaines ressent des douleurs dans les genoux et de la faiblesse; il a eu des taches de purpura sur les cuisses qui sont effacées aujourd'hui; ramollissement des gencives.

Le pouls est faible et lent; 60 pulsations par minute; bruit de souffle au deuxième temps à la base.

Ressent encore des douleurs à la poitrine, mais moins fortes qu'au début; respiration facile.

16 mars. Il a des douleurs dans la cuisse; les gencives sont raffermies; le bruit de souffle s'entend, mais faiblement.

29 mars. Les symptômes du scorbut ont disparu; il ne reste plus qu'un faible bruit de souffle à la base. Il n'a eu pour tout traitement qu'une bonne alimentation et du vin de quinquina.

Obs. XXIII. — Razet, marin, âgé de 23 ans, a eu d'abord une bronchite aiguë, qui a duré un mois; puis sont survenues les douleurs dans les jambes, les mollets, les articulations du genou.

Les gencives se sont ramollies, puis le purpura s'est développé sur les membres inférieurs.

Le malade a le teint blafard; les bruits du cœur sont réguliers, sourds, normaux.

108 pulsations par minute; le pouls est dicrote; pas de bruit carotidien; la soif vive, comme chez la plupart des malades; il a eu de la diarrhée pendant quatre à cinq jours. Au bout d'un mois et d'une bonne alimentation, les gencives étaient raffermies, les taches avaient disparu; le pouls était tombé à 96 pulsations; le teint était redevenu rose; le malade peut marcher, mais se fatigue vite.

Obs. XXIV. — Clerc, marin, 36 ans, fait depuis quatre mois le service des tranchées; sa nourriture se composait exclusivement de haricots, pois, soupe, salaisons, viande de cheval. Au commencement de janvier, il eut des douleurs dans toutes les articulations.

Vers le 15 février, purpura, ecchymoses sur les membres inférieurs, gencives et muqueuses de la voûte palatine partiellement ramollies; il ne peut plus se tenir que difficilement debout. L'appétit est conservé; point de diarrhée. Rate volumineuse et douloureuse à la pression.

Pouls petit, régulier; 66 pulsations par minute; pouls dicrote; les battements du cœur sont sourds; bruit de souffle au deuxième temps à la base.

Le 25 février, il a essayé de se lever et de marcher. Le lendemain, il a été repris de douleurs dans les jambes; de nouvelles ecchymoses ont reparu.

78 pulsations régulières; léger bruit de souffle encore au deuxième temps à la base.

17 mars. Le teint, qui était blafard, a pris une coloration rose; les gencives sont guéries; les taches des membres ont disparu; il peut marcher facilement. On entend cependant le bruit au deuxième temps;

mais le malade se trouvant guéri demande à quitter l'hôpital pour retourner à Brest.

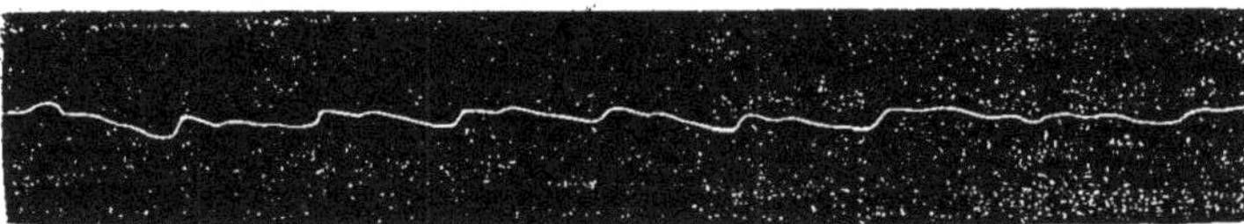

Pouls radial à la période d'état.

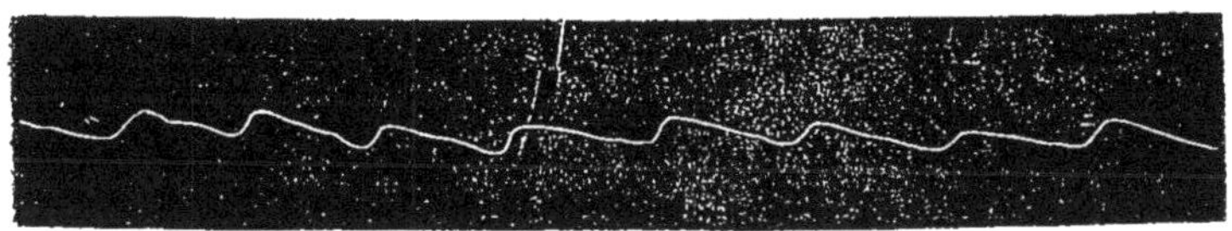

Tracé du pouls radial dans la période d'amélioration.

Obs. XXV. — Leguebel, marin, 26 ans, a déjà eu le scorbut en Crimée durant un mois.

Au commencement de janvier, il a de la fièvre pendant quelques jours, se reproduisant le soir; il éprouve des douleurs dans les jointures; les ecchymoses se montrent sur les cuisses et les jambes; les gencives se ramollissent.

Dès le début la diarrhée se produit, cinq ou six selles par jour, et elle dure, avec quelques rares intermittences, pendant deux mois.

Bruits du cœur faibles, normaux; 84 pulsations par minute.

27 février. L'ecchymose de la cuisse a disparu; il ne reste plus de taches sur la peau; les douleurs musculaires ont cédé; il ne peut marcher sans que la jambe enfle; les gencives se raffermissent de plus en plus; 84 pulsations; point de bruit de souffle cardiaque.

Température = 37°,6.

31 mars. Les gencives sont guéries; les taches ont disparu.

78 pulsations; le malade peut marcher; la diarrhée a complétement cessé; guérison complète.

Obs. XXVI. — 10 janvier. Leroy, marin, 27 ans. Depuis un mois et demi a des douleurs articulaires; depuis le début les membres inférieurs sont tachés de purpura et d'ecchymoses. Il ne peut se lever. Le ramollissement des gencives s'est produit trois semaines après les premiers symptômes. L'appétit est conservé; la digestion est bonne; constipation.

Pouls régulier, 90 pulsations; bruit de souffle au deuxième temps et à la pointe.

25 février. Le purpura et les ecchymoses ont presque disparu; il n'a plus de douleurs articulaires. Il peut se lever et marcher.

72 pulsations par minute. Température = 37°,8.

25 mars. Les gencives sont raffermies; il marche facilement. 66 pulsations, et il n'a plus ni taches ni purpura; on entend encore le bruit de souffle de la pointe.

31 mars. Les bruits du cœur sont redevenus vibrants; l'impulsion cardiaque est redevenue forte; il se lève, marche facilement et demande à quitter l'hôpital.

Il n'a eu pour tout traitement que du perchlorure de fer à la dose de 1 gramme en solution, durant un mois et demi, et des frictions des jambes avec l'alcool camphré.

Obs. XXVII. — Berthaut, marin, 25 ans, a eu au début, il y a deux mois, durant quelques jours, un mouvement fébrile intermittent et du purpura sur les membres inférieurs.

Actuellement, le 15 janvier, il a le facies blafard, les muqueuses pâles et décolorées, les gencives très-ramollies; il est incapable de s'asseoir dans son lit; il est d'une faiblesse excessive.

Les articulations des membres inférieurs sont douloureuses. 96 pulsations par minute. Les bruits du cœur sont faibles; bruit de souffle à la base et au deuxième temps.

27 février. Le purpura des jambes diminue sensiblement. Il est très-pâle; hémorrhagie par les gencives considérable; fongosités gingivales énormes, et les dents sont tombées en grand nombre.

102 pulsations par minute; bruit de souffle au premier tempe, anémique; bruits carotidiens.

Température = 39°,7; soif vive.

16 mars. Le teint est blême; les gencives saignent continuellement; le purpura est effacé; il peut s'asseoir dans son lit, mais ne peut se lever; 96 pulsations; le bruit de souffle cardiaque a disparu; les dents sont presque complétement tombées.

30 mars. Le teint reprend de la couleur; le purpura tend à disparaître; 90 pulsations; les bruits du cœur sont plus nets et mieux frappés; on n'entend plus de bruit de souffle cardiaque; depuis vingt jours il a de la diarrhée; six selles en vingt-quatre heures; la diarrhée paraît s'arrêter. Les forces reviennent peu à peu.

Il se nourrit de soupes, légumes; ne peut que difficilement manger de la viande, à cause de l'état de ses gencives.

Obs. XXVIII. — Quenia, marin, 38 ans.

A eu le scorbut dans la guerre de Crimée ; il s'en est guéri après un mois de séjour à Constantinople. Les symptômes du début du scorbut ont été douleurs articulaires dans les membres inférieurs et purpura ; purpura sur la peau des bras; ramollissement des gencives. Diarrhée, deux à trois selles par jour.

84 pulsations; bruits de cœur normaux.

Traitement consistant en une solution de perchlorure de fer, 1 gr., du vin de quinquina, des frictions des jambes.

Il quitte l'hôpital le 20 février, guéri.

Obs. XXIX. — Prouvenchère, marin, 24 ans. Le scorbut a débuté, il y a quatre mois, par de la fièvre qui a duré trois semaines environ ; des douleurs dans les jambes et du purpura.

Le 10 janvier, le teint est pâle, les muqueuses sont décolorées; le purpura subsiste sur la peau des jambes. L'appétit est perdu ; aucun ramollissement des gencives, mais pâleur gingivale excessive. Le malade a de la diarrhée depuis quinze jours, et environ six selles liquides en vingt-quatre heures.

La rate est douloureuse à la percussion et hypertrophiée ; le foie est hypertrophié.

Le pouls est petit, régulier, 84 pulsations par minute ; bruits du cœur très-faibles ; pas de bruit de souffle cardiaque.

27 février. Purpura sur les membres inférieurs ; ecchymoses sur la partie externe du coude. Les douleurs dans la région lombaire l'empêchent de rester assis dans son lit. Soif vive. Les gencives ne sont pas ramollies. La diarrhée persiste avec la même intensité.

96 pulsations ; bruits du cœur très-faibles ; pas de bruit de souffle cardiaque; bruit de souffle continu dans les carotides.

Le malade maigrit de plus en plus ; il tombe dans un véritable marasme.

Il tousse ; matité énorme au sommet du poumon gauche en arrière et dans le tiers de la hauteur ; frottement du côté droit en arrière et quelques craquements.

La diarrhée est incurable. Les potions, avec laudanum de Sydenham, 1 gramme, et sous-nitrate bismuth, 10 grammes ; les lavements astringents au nitrate d'argent n'ont aucun effet.

Autopsie. — Le tissu graisseux a disparu sous la peau ; on n'en trouve plus de trace dans le tissu cellulaire sous-cutané. A la plante des pieds, la peau fait des plis, est ridée, et est comme trop large pour le pied qu'elle recouvre.

Il y a encore quelques taches purpurines sur la peau, qui tendent à s'effacer; mais il n'y a plus de trace d'ecchymoses.

Au niveau du mollet, les muscles sont imprégnés également de sang; les muscles du bras ont l'apparence normale.

La cavité articulaire des genoux contient de la synovie sanguinolente. A la partie inférieure du fémur, la partie interne de la circonférence de l'os est imprégnée de sang.

Le poumon gauche est recouvert dans toute son étendue par des fausses membranes imprégnées de sang; aucun épanchement séreux dans la cavité thoracique; les fausses membranes recouvrent la séreuse pariétale, et l'on peut détacher les fausses membranes du poumon sans léser son tissu; les fausses membranes sont de production récente et s'étendent à presque tout le poumon gauche.

Le tissu pulmonaire est sain, crépitant, et présente une pigmentation considérable dans toute son étendue.

Du côté du poumon droit, on trouve également à la surface quelques fausses membranes.

La cavité du péricarde ne contient pas de sérosité; le cœur est mou, flasque, notablement atrophié; les parois du ventricule droit sont très-amincies; les parois du ventricule gauche le sont également. Le cœur, détaché des gros vaisseaux, pèse 211 grammes.

Dans le plus grand nombre des fibres, on ne trouve plus de stries; mais les stries sont remplacées par des lignes opaques, larges (pl. V), qui semblent être les vestiges des stries; en d'autres points les fibrilles sont fragmentées, remplacées par des granulations opaques et des corpuscules graisseux.

Les muscles du biceps sont moins altérés que ceux de la cuisse. Il n'y a plus de stries dans les muscles du mollet. (Pl. VI, fig. 2.)

Des corpuscules graisseux se déposent sur les parois du sarcolemme, puis se répandent à la partie médiane pour envahir le champ de la fibre ou bien ces corpuscules graisseux, se développant, détruisent le sarcolème de la fibre musculaire pour se répandre dans la fibre voisine.

Dans le biceps certaines fibres ont perdu quelques stries, sont imprégnées partiellement de granulations graisseuses, mais la plupart sont intactes.

Le foie a la coloration du foie dit muscade; il pèse 1,190 grammes. Examinées au microscope, les cellules paraissent imprégnées d'une quantité énorme de globules graisseux qui ont envahi tout le champ de la cellule; de distance en distance on observe quelques foyers hémorrhagiques résultant de la rupture des capillaires.

L'estomac a une coloration rouge ainsi que toute la portion supérieure de l'intestin grêle. Vascularisation énorme de la muqueuse de l'estomac et de la muqueuse de l'intestin grêle; en quelques points des infarctus hémorrhagiques, les glandes de Brunner paraissent saines ainsi que celles de Peyer.

Le gros intestin est également injecté. La muqueuse présente trois ou quatre ulcérations superficielles qui n'atteignent pas les membranes sous-jacentes; ces ulcérations ont la largeur d'une pièce de 1/2 franc et présentent un fond blanchâtre; elles ne sont pas taillées à pic et elles sont difficiles à reconnaître.

Au microscope on constate la dilatation des capillaires, leur varicosité. Leur rupture en différents points cause des ecchymoses multiples.

Le rein pèse 130 grammes; son écorce est jaune et à la surface de l'écorce on observe des arborisations nombreuses.

L'écorce envoie des prolongements jaunâtres entre les pyramides de Malpighi; ces pyramides sont traversées par des vaisseaux dilatés qui s'étendent jusqu'à la surface du rein.

Au microscope les tubes rénaux sont parsemés de cellules graisseuses et imprégnés de granulations graisseuses; on trouve des foyers hémorrhagiques disséminés.

Le rein a subi une véritable dégénérescence graisseuse.

Obs. XXX. — Krentz, marin, 23 ans. Le scorbut débute par une fièvre légère intermittente qui dure quelques jours, par une fatigue excessive, puis paraissent le purpura et les ecchymoses sur les membres inférieurs et supérieurs. Deux épistaxis peu abondantes au début; le ramollissement des gencives ne se produit qu'après deux mois de maladie. L'appétit est toujours conservé; point de diarrhée; rate hypertrophiée et douloureuse à la percussion; le foie est hypertrophié et dépasse les côtes de 4 centimètres, la palpation du foie est douloureuse; battements du cœur faibles, mais normaux, pas de bruit de souffle au cœur et dans les carotides; 90 pulsations. Ce sont là les principaux symptômes que nous avons constatés au commencement de janvier.

27 février. Les ecchymoses, le purpura des bras ont disparu; ceux des membres inférieurs tendent à disparaître. Le teint du malade, qui était blafard, redevient rose. Il peut commencer à se lever et à marcher; 96 pulsations. Température 38°,2.

Le malade mange trois soupes par jour, deux fois de la viande, du pain, une demi-bouteille de vin, et son régime médicamenteux se compose de vin de quinquina et de perchlorure de fer à la dose de 1 gr. par jour.

16 mars. Les taches sanguines sont presque effacées, les gencives

sont guéries, il ne reste plus que des douleurs de reins et de mollets ; 78 pulsations.

Le 31 mars la guérison est complète, les taches n'existent plus, les forces musculaires sont entièrement revenues.

Obs. XXXI. — Nicolas, marin, âgé de 27 ans. — Le 10 janvier. Depuis un mois la cuisse droite est gonflée et douloureuse, ainsi que le mollet, purpura et ecchymoses sur les membres inférieurs, ecchymoses au pli du coude à la partie interne.

Les gencives sont pâles, mais non ramollies; le teint est décoloré; appétit bon, constipation, rate hypertrophiée; battements du cœur sourds et réguliers; pas de bruit de souffle; 84 pulsations; bruit de souffle continu dans la carotide droite; le malade ne peut se lever ni marcher.

27 février. Les ecchymoses et les douleurs des membres disparaissent; les gencives sont moins pâles, le sommeil revient; 60 pulsations. Bruit de souffle au deuxième temps à la base du cœur. Température, 37°,6.

16 mars. Les taches ont disparu ; il peut fléchir la jambe sur la cuisse ; les bruits du cœur sont extrêmement faibles; on n'entend plus le bruit de souffle ; 66 pulsations. Le pouls est presque insensible. Il n'a eu des épistaxis que durant deux ou trois jours.

31 mars. Le malade est guéri. Son traitement n'a consisté qu'en une bonne alimentation et du perchlorure de fer à la dose de 1 gramme et des frictions des jambes.

Obs. XXXII. — Radicois, marin, âgé de 24 ans. — 10 janvier. Il est malade depuis un mois. Le scorbut a été précédé d'une récidive de dysenterie contractée aux colonies et qui ne dura ici que huit jours. Le malade est pâle, les gencives sont ramollies; purpura des membres inférieurs; le pouls est très-faible ; 78 pulsations. Bruits du cœur normaux, mais remarquables par leur obscurité; appétit conservé, diarrhée légère.

27 février. Les taches ont disparu en partie, ainsi que les douleurs ; les gencives se raffermissent ; point de sommeil, soif vive; cinq ou six selles liquides par jour; 72 pulsations.

16 mars. Les symptômes du scorbut ont disparu. Il ne reste plus que de la diarrhée qui dure depuis trois mois et qu'il est difficile d'arrêter. Ni le bismuth, ni l'opium, ni son régime, qui se compose surtout d'œufs et de soupes, ne semble la modifier. Nous lui fîmes prendre alors du jus de citron qui ne paraît pas non plus avoir un effet thérapeutique marqué.

Obs. XXXIII. — Richard, 35 ans, soldat de ligne. Il a fait, durant plusieurs semaines, le service des tranchées; il est resté quinze jours de suite sur un sol imprégné d'eau. Sa nourriture se composait exclusivement, à dose insuffisante, de pommes de terre, lard, oignons.

Le scorbut a débuté il y a deux mois par des douleurs dans les genoux, du purpura et des ecchymoses sur les membres inférieurs. Le ramollissement des gencives n'a paru qu'au bout d'un mois. Le malade est d'une faiblesse extrême; il ne peut s'asseoir sur son lit : le teint pâle, les muqueuses décolorées; toutefois l'appétit est conservé; constipation. Pouls régulier, 78 pulsations; bruit de souffle à la base du cœur au deuxième temps, rien dans les carotides.

27 février. Les gencives sont raffermies, le purpura des membres inférieurs existe encore, les mollets sont gonflés et douloureux; bruit du cœur sourd, le deuxième temps est encore prolongé; 96 pulsations, six selles diarrhéiques par jour.

31 mars. Le malade se nourrit d'œufs, de soupe, de viande crue deux fois par jour.

Les symptômes du scorbut ont disparu; il ne reste plus qu'un très-léger bruit de souffle au deuxième temps. Il se lève et marche facilement. Le teint et les muqueuses se sont colorées; 72 pulsations. Il n'a pris pour tout traitement que du quinquina.

Obs. XXXIV. — Vese, employé de commerce, 36 ans. Entre à la prison de la Santé le 28 septembre, et huit jours après son entrée est pris de diarrhée (six selles par jour) qui dure jusqu'au 20 février, le jour de sa mort.

Il a le teint blafard, les muqueuses décolorées, hydropisie généralisée aux membres supérieurs et inférieurs; de l'ascite, pas de trace d'albumine dans les urines, on ne trouve qu'une ecchymose légère du mollet et de rares taches purpurines, qui existent sur le mollet droit depuis le mois de décembre.

Les gencives sont décolorées, mais non ramollies.

Le malade est incapable de s'asseoir dans son lit et de mouvoir les membres.

Le pouls est faible, régulier, 90 pulsations, pas de bruit de souffle au cœur. Il y a une légère toux; on constate à la base des deux poumons des râles sous-crépitants.

Le 20 février, le malade est pris d'une dyspnée violente qui dure vingt-quatre heures, et il s'éteint après avoir conservé toute son intelligence.

Autopsie. — Si l'on excise la peau, il s'écoule une sérosité sanguinolente très-abondante. Les aponévroses sont imprégnées de la même sérosité.

Aux membres inférieurs les muscles sont pleins de sang, les fibres musculaires sont partiellement désagrégées; rien aux membres supérieurs. La cavité abdominale est remplie de liquide ascitique jaunâtre transparent, les poumons ne sont que congestionnés aux deux bases; pas d'épanchement dans la cavité thoracique. On trouve sous la plèvre des petits foyers hémorrhagiques. Les poumons sont crépitants; le tissu cellulaire sous-péricardique est fortement œdématié; la cavité péricardique renferme une assez grande quantité de sérosité. Le muscle du cœur est jaune dans son tiers externe, un peu plus rouge dans sa partie interne, mollasse; les parois sont notablement atrophiées.

Examinées au microscope, les fibres de la partie gauche du cœur ont perdu toute striation, les stries sont remplacées par des granulations graisseuses et des globules graisseux plus ou moins volumineux. Vers la partie interne du cœur, les fibres sont également altérées, mais à un degré moindre; les granulations graisseuses sont réunies par petites masses dans les parties centrales ou latérales de la fibre, et les stries subsistent.

Le volume du foie est à peu près normal, il a les caractères physiques du foie dit muscade; la capsule se détache facilement, la substance jaune est très-développée aux dépens de la substance rouge. Les cellules du foie sont pleines de granulations graisseuses, de globules graisseux et pigmentaires.

La vésicule est pleine de bile. La rate adhère fortement au diaphragme, on ne peut la séparer qu'en la déchirant. La capsule est très-épaisse, la substance de la rate est complétement diffluente.

Le rein a son volume normal; l'écorce est tout à fait jaune, pénétrée de stries rouges qui correspondent à la dilatation des vaisseaux.

Le tube rénal a son volume normal, il est garni de cellules graisseuses ainsi que le glomérule.

Les capillaires du rein sont dilatés et déchirés en certains points; on observe des petits foyers hémorrhagiques multiples dans la substance du rein. On trouve dans la muqueuse de l'estomac et de l'intestin une dilatation vasculaire considérable avec des sugillations et des foyers hémorrhagiques nombreux.

Obs. XXXV.—Rousselet, 57 ans. Il a le teint blafard; purpura; incapable de s'asseoir dans son lit; ecchymoses sur les membres inférieurs, rien aux membres supérieurs. Les gencives sont ramollies, le pouls petit, presque insensible. 66 pulsations, rien dans les carotides. Il s'affaiblit de plus en plus et meurt avec toute son intelligence.

AUTOPSIE. — Le cœur, notablement dilaté, et les parois sont amincies. Quelques caillots noirs dans le ventricule droit; le ventricule gauche est rempli de caillots anciens, blanchâtres, incrustés dans les colonnes charnues, fortement adhérents; ils garnissent une partie de la valvule auriculo-ventriculaire, on ne peut pas les détacher sans les déchirer. Au microscope, on constate que ces caillots sont formés de fibres cellulaires. La substance du cœur est semi-jaunâtre; les stries des fibres sont marquées sur une assez grande étendue; elles ont disparu en certains points, remplacées par des amas de globules graisseux qui s'accumulent tantôt au centre, tantôt sur la paroi des fibres; le rein est complétement jaune; sa coloration ressemble à celle de la cire fraîche; cette coloration jaunâtre est générale et uniforme dans la substance corticale et tubuleuse; la capsule se détache facilement; toute trace de vaisseau semble avoir disparu du rein; les tubes vus au microscope semblent dilatés et recouverts dans leur centre et à la surface de cellules transparentes ou remplies de globules graisseux et de granulations.

Les cylindres et les glomérules en sont également recouverts. Les vaisseaux sont vides et diminués de volume; ils se traduisent encore par la présence des globules sanguins. Le foie est hypertrophié dans son diamètre antéro-postérieur; il est tout à fait jaune et est le type du foie gras. Si on le presse, on n'en fait sortir que très-peu de sang. Le lobule est constitué par des cellules déformées, opaques, jaunâtres, pleines jusqu'au centre de globules graisseux. La rate est hypertrophiée, sa capsule est épaisse, sa substance est diffluente.

Les fibres musculaires de la cuisse ont une apparence jaunâtre; les stries sont masquées et remplacées par des globules graisseux; il en est de même des muscles du mollet. Dans le biceps la dégénérescence est bien moins avancée.

OBS. XXXVI. — Pran, 28 ans. A eu d'abord une bronchite qui dura quinze jours, puis une diarrhée durant trois semaines.

7 mars. Depuis six semaines le scorbut a débuté. Depuis huit jours, douleurs de reins. Il ne peut se tenir assis dans son lit. Taches ecchymotiques sur les membres inférieurs. Pouls faible, 90 pulsations. Bruit de souffle au deuxième temps et à la base.

17 mars. Le malade, qui a déjà eu le scorbut en Chine, qui a été nourri durant le siége avec du biscuit, du riz, une quantité insuffisante de viande et de vin, est nourri à l'hôpital avec des soupes, de la viande et quelques légumes, de la viande deux fois par jour, trois soupes. Aucun

médicament ne lui est administré. Les gencives se sont raffermies; il peut se tenir debout et marcher; 78 pulsations. Bruit de souffle encore au deuxième temps. Ce malade commence à entrer en convalescence.

Obs. XXXVII. — Mouron, artilleur, 26 ans. — 8 mars. Depuis trois semaines il a un accès de fièvre intermittente qu'il a déjà eue dans son pays.

Depuis un mois le scorbut a paru. Durant les quinze premiers jours, deux épistaxis par jours; douleurs vives dans les genoux, lassitude extrême. Actuellement purpura des membres inférieurs et des bras; 96 pulsations, pouls faible. Bruit de souffle au deuxième temps à la pointe. Hémorrhagie dans la muqueuse de l'œil droit. Température 37°,7.

Chez les vieillards, le scorbut se manifeste avec les mêmes symptômes que chez les adultes, et il semble guérir aussi rapidement sous l'influence d'une bonne alimentation et de bonnes conditions hygiéniques. C'est ce que nous a montré l'observation des vieillards envoyés de l'hospice de Bicêtre à l'hôpital d'Ivry.

Obs. XXXVIII. — Mallard, âgé de 69 ans. Depuis sept ans hémiplégie gauche avec tremblement du membre supérieur et inférieur. Il a eu au début des épistaxis et rendu durant une huitaine de jours quelques caillots de sang.

Depuis six semaines il a du purpura et des ecchymoses sur les membres inférieurs qui sont douloureux au toucher, des douleurs articulaires dans les membres supérieurs, sans aucune tache. Les gencives sont ramollies. C'est à peine si l'on peut percevoir les battements du cœur tant ils sont faibles. Pas de bruit de souffle, 78 pulsations.

La nourriture se composait durant le siége de 300 grammes de pain, le matin une soupe maigre, à midi une tasse de bouillon et une cuillerée de riz, sept centilitres de vin aux repas et du riz le soir.

Le 3 avril ce malade a pu quitter l'hôpital à peu près guéri. Il a été seulement alimenté.

Obs. XXXIX. — Garnier, 57 ans, aveugle depuis 2 ans; strabisme de l'œil gauche, la cécité a été précédée d'une paralysie généralisée qui a cessé presque complétement depuis quinze jours.

Les symptômes du scorbut sont faiblesse dans les genoux et les chevilles, douleurs dans les reins, purpura, ecchymoses sur les jambes et les pieds. Gencives ramollies, surtout celles de la mâchoire inférieure. L'appétit est bon, constipation; pouls intermittent dicrote, pas de bruit de souffle au cœur.

Il a eu au début durant quelques jours quelques epistaxis; bronchite et emphysème. Température 36°,5.

Après quinze jours les gencives sont guéries; les taches ont presque disparu; les selles sont régulières; il ne reste plus que la faiblesse des reins et des jambes.

Obs. XL. — Melira, 44 ans, aveugle depuis 8 ans, malade depuis un mois, a eu de la fièvre au début du scorbut. Diarrhée durant trois semaines, faiblesse des jambes, purpura sur les membres inférieurs, gencives légèrement ramollies; 78 pulsations; bruits du cœur très-faibles et intermittents. Température 36°,8.

Le 3 avril le purpura a disparu, les gencives sont guéries; 66 pulsations. Les bruits du cœur qui étaient très-faibles sont très-bien frappés.

Obs. XLI. — Boucher, 42 ans. Amaurotique depuis 5 ans.

Depuis huit jours faiblesse dans les jambes et les mollets; purpura et ecchymoses sur les membres inférieurs. D'anciennes cicatrices de furoncles sont imprégnées de sang; gencives ramollies; appétit conservé; constipation; bruits du cœur très-sourd; souffle au deuxième temps à la base. Température 37°,3.

Le 3 avril les taches ont presque disparu; les gencives sont raffermies, les forces reviennent; plus de bruit de souffle au cœur; 90 pulsations. Selles régulières.

Obs. XLII. — Tourneur, 57 ans. Paralysie incomplète du côté droit depuis 20 ans.

Le scorbut a débuté il y a quinze jours. Au début fièvre le soir, douleurs dans les reins; faiblesse dans les jambes. Purpura et ecchymoses aux cuisses et aux jambes; appétit conservé. Depuis quinze jours cinq à six selles diarrhéiques par jour. Bruits du cœur sourds, pas de bruit de souffle.

Après un mois de maladie amélioration notable. Les taches ont diminué, les douleurs ont disparu; 78 pulsations. La convalescence commence.

Obs. XLIII. — Savart, âgée de 64 ans. Paralysie du côté gauche et contracture; depuis trois semaines scorbut. Au début faiblesse des reins sans douleurs; impossibilité de s'asseoir dans son lit; douleurs dans les genoux; purpura confluent sur les cuisses et jambes; ecchymoses noirâtres; gencives ramollies. Bruits du cœur obscurs, pas de bruit de souffle.

Après trois semaines le purpura s'éteint, mais il laisse des taches verdâtres ; les gencives sont encore ramollies ; le malade peut s'asseoir dans son lit.

Obs. XLIV. — Lacrosse. 44 ans. Constitution scrofuleuse. Aveugle depuis l'âge de 15 ans par suite d'ophthalmie scrofuleuse, porte des cicatrices d'abcès froids à la partie antérieure du sternum et au cou.

Il est scorbutique depuis six semaines ; depuis le début gencives ramollies, douleurs dans le mollet droit gonflé et tendu. Ecchymoses et taches purpuriques sur les jambes ; bruits du cœur très-faibles ; souffle au deuxième temps à la base. Pouls faible, 90 pulsations ; appétit conservé, constipation.

Le 3 avril le purpura tend à s'effacer ; il peut commencer à marcher ; 108 pulsations. On ne sent pas l'impulsion cardiaque à la main. Le bruit de souffle diminue.

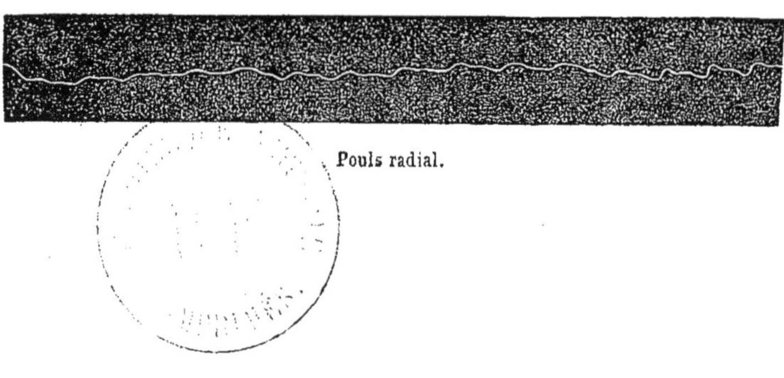

Pouls radial.

PLANCHES.

EXPLICATION DES PLANCHES.

PLANCHE I.

Fig. I. — Muscles sacro-lombaires (1).
a. Fibres complétement dégénérées. Elles ont même perdu leur sarcolemme,
b. Il reste des stries incomplètes.
c. Granulations qui ont pris la place des stries.

Fig. II. — Muscle grand droit de l'abdomen (2).

Fig. III. — Biceps.
a. Granulations graisseuses.
b. Stries intactes.
c. Capillaires rompus.

Fig. IV. — Muscles intercostaux. Dégénérescence artielle (3).
a. Corpuscules graisseux.
b. Stries entremêlées de globules graisseux.

(1) Voir texte, p. 13.
(2) id. p. 14.
(3) id. p. 13.

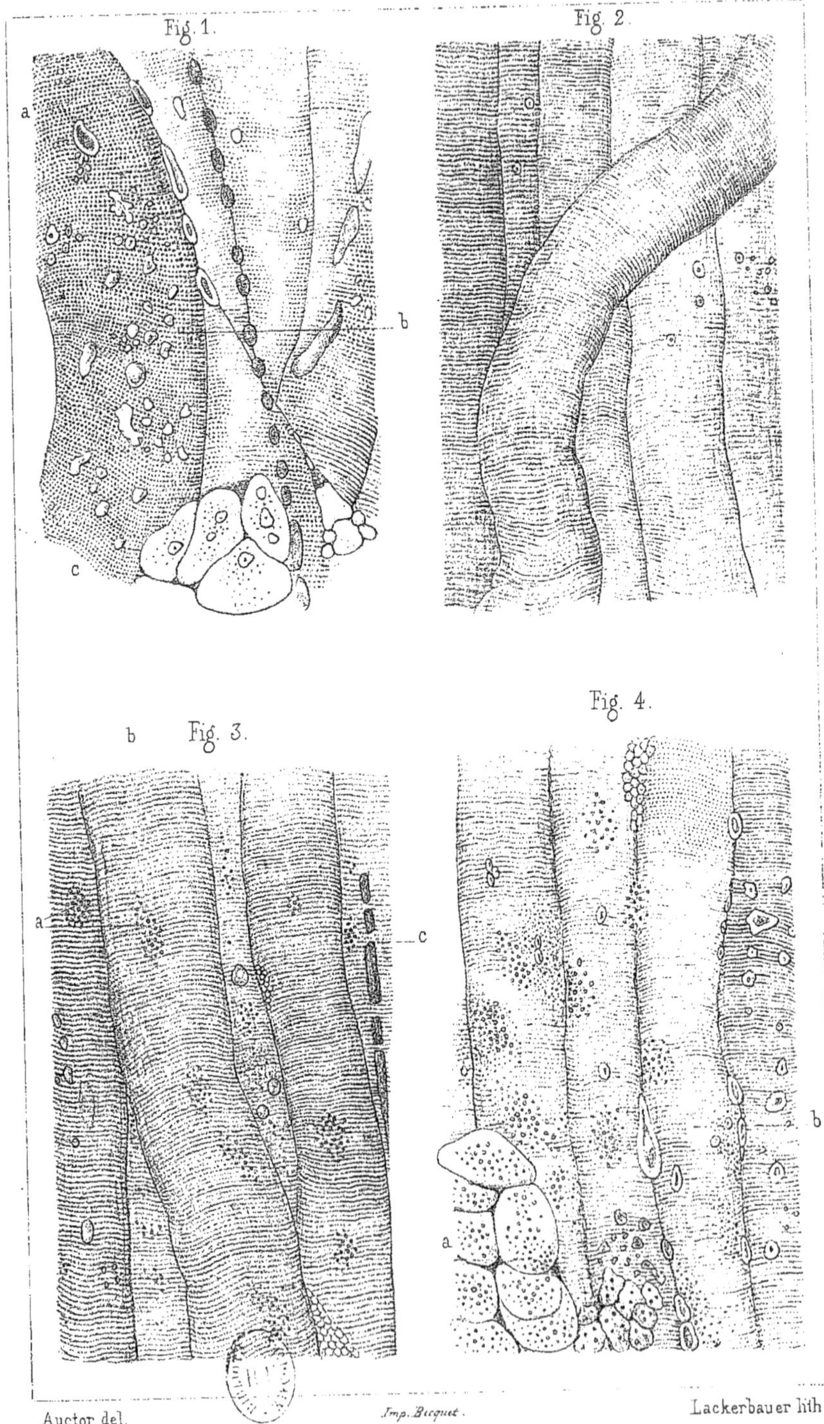

Auctor del. Imp. Becquet. Lackerbauer lith.

PLANCHE II.

Fig. I. — Coupe du ventricule gauche (1).

a. Aorte.

b. Valvules aortiques plissées permettant au sang de refluer dans le ventricule.

c. Valvule auriculo-ventriculaire.

d. Caillot blanchâtre envoyant des tractus dans la valvule auriculo-ventriculaire.

e. Parois ventriculaires amincies et graisseuses.

Fig. II. — Dégénérescence graisseuse du cœur chez un scorbutique (2).

Fibres musculaires des parois du ventricule gauche. (Grossissement, 700 diamètres.)

a. Stries intactes.

b. Granulations graisseuses occupant toute la fibre.

c. Espace rempli de granulations graisseuses.

(1) Voir obs. XVIII, p. 84.
(2) id. id.

PL. VIII.

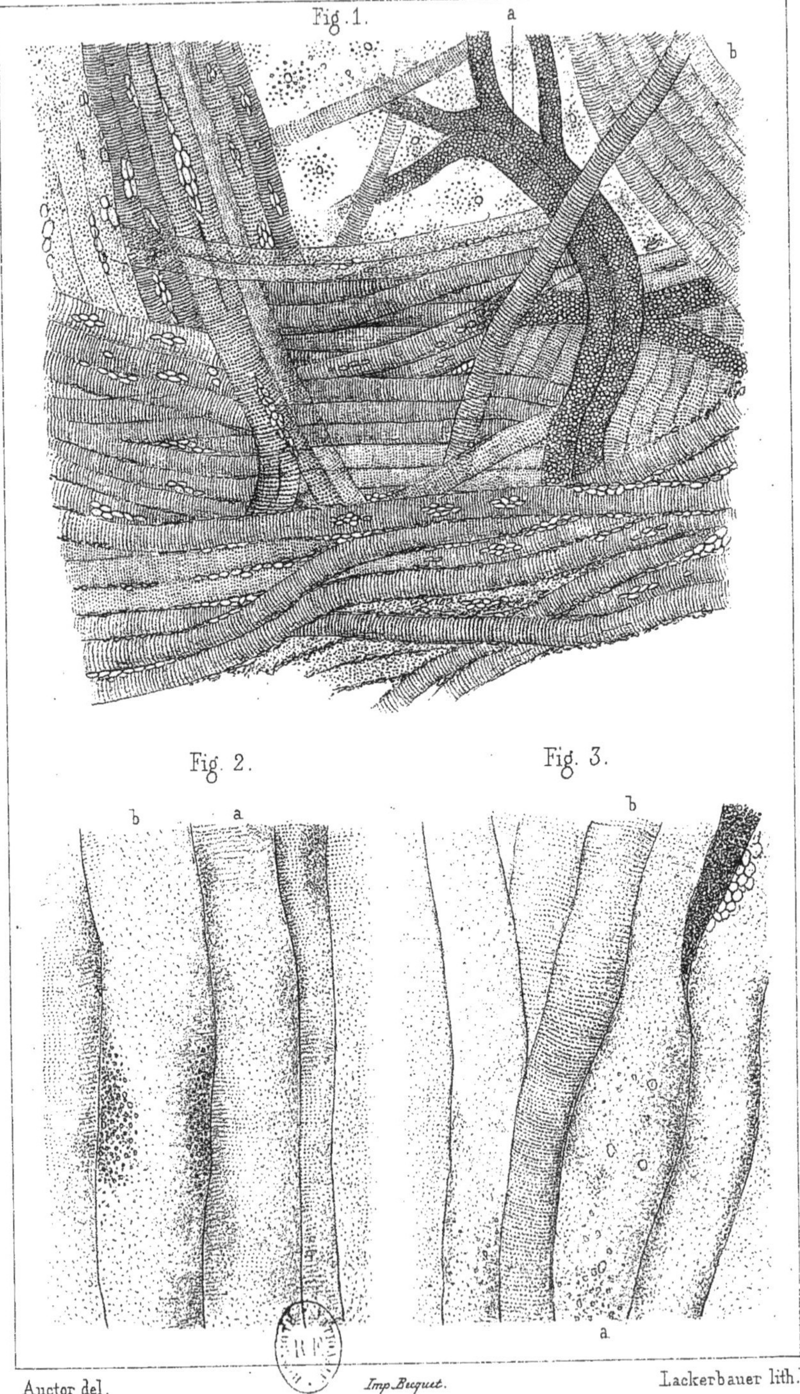

Auctor del. Imp. Becquet. Lackerbauer lith.

PLANCHE III.

FIG. I. — Fibres musculaires du cœur. Parois du ventricule gauche (1).
a. Fibres degénérées, granuleuses.
b. Fibres ayant conservé leurs stries.

FIG. II. — *a*. Fibres musculaires graisseuses de la cuisse (muscle vaste interne) dans lesquelles il reste encore quelques stries (2).
b. Fibres granulo-graisseuses sans stries.

FIG. III. — *a*. Fibres musculaires du soléaire granulo-graisseuses (3).
b. Quelques vestiges de stries.

(1) Voir obs. XXIX, p. 60.
(2) id. id.
(3) id. id.

PL. VIII.

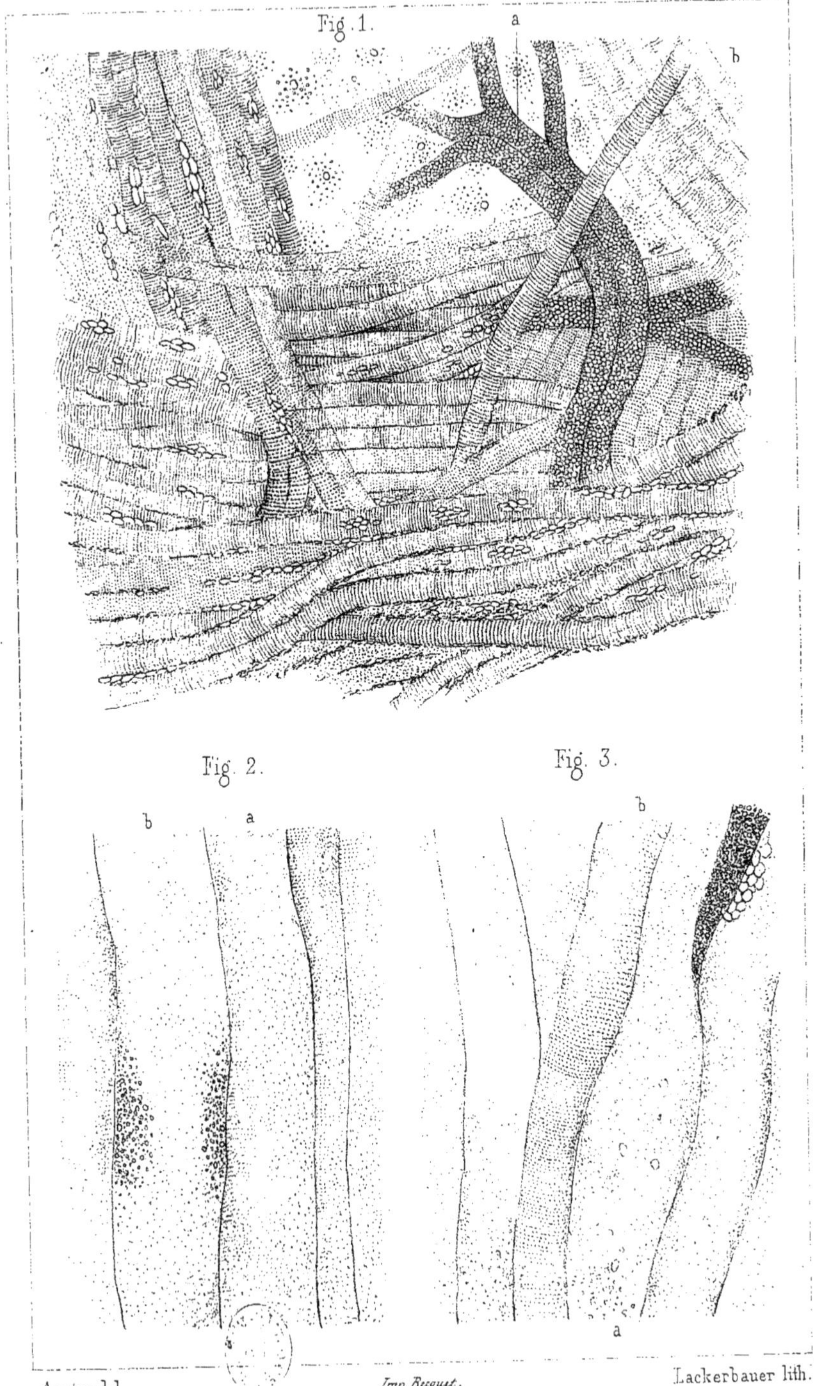

Auctor del. Imp. Becquet. Lackerbauer lith.

TABLE DES MATIÈRES.

PREMIÈRE PARTIE.

DEUXIÈME PARTIE.

www.ingramcontent.com/pod-product-compliance
Ingram Content Group UK Ltd.
Pitfield, Milton Keynes, MK11 3LW, UK
UKHW020340250726
13967UKWH00005B/2026